進行がんになった医師で僧侶が語る
「がんで死ぬのは怖くない」

仏教と医療の再結合・スピリチュアルケア

田中雅博
坂東二十番札所西明寺住職
普門院診療所内科医師

阿吽社

序

「つひにゆく道とはかねて聞きしかど昨日今日とは思はざりしを」（古今和歌集）は、伊勢物語の主人公である在原業平の辞世である。「人はいつかは死ななければならないものだと前々から聞いていたけれども、私の死がまさか昨日今日にさし迫ったものだとは思ってもいなかったことだ」。寂寥《せきりょう》感ただよう名歌である。在原業平は平城天皇の皇孫として生まれ、臣籍降下して華麗な人生を送った。しかし病気となり死期を悟った時の歌である。「まさか自分の余命があと少ししか残っていないなんて、考えてもいなかった」。多くの人が病気になって初めて思うことではないだろうか。

真言僧・田中雅博医師は、天平年間創建と伝わる名刹《めいさつ》・西明寺《さいみょうじ》（坂東20番札所、栃木県益子町）の住職であり、国立がんセンター研究所内分泌治療研究室長も務められた進行がんの専門医でもある。しかし、2014年10月にすい臓がんの末期であると診断された。平均余命6か月とのことであった。その後手術を受け、抗がん剤治療をする毎日である。幸いというか現在（2015年夏）見た目には病気とわからないほど元気そうである。泰然自若として、いつもの風景のように見える。あと少しで私たちの前からいなくなるなんて、とても信じられない。最近お会いしたときも、西明寺境内の休憩所で一緒に生ビールをおいしそうに飲んだ。毎度のことながらあふれる知識の量と質に圧倒され、こちらの浅学菲才が浮き彫りになって恥ずかしい思いをしながら、おいとまをいただいたものである。

「いつお迎えが来てもいいはず」と淡々とお話しになりながら、西明寺敷地内に自ら設立された普門院診療所で、いつもと変わりなく診察をしている。私も毎月1回診察を受けている身である。多くの患者が毎日診察を受けに来ている。いつものことながらとても的確なアドバイスをしている。多くの人がその人柄を慕っている。まさか近い将来いなくなるなんて、誰も想像だにしていまい。私もこれからこんなに人間性豊かな医師と出会えるのか不安である。患者と医師は相性が大事と日頃から考えているものとしては、途方に暮れる毎日である。

本人が淡々として自分自身を客観化したうえでの冷静な判断は、専門家でもあり当然正しいのであろう。私たちは誤診であることを祈るばかりである。驚くのは、田中先生は、かくも自分自身を客観化し、冷静に自己診断をしているということである。

がんになってからの田中先生は、今までの自分とこれからの自分について深く思索していることが、その物静かな立ち居振る舞いからもうかがえる。がん患者の多くの死を看取ってきた自分が、皮肉にもというか奇《く》しくもというか、がんになってしまった。そして死の淵に立っているという現実を見つめ、深遠なる境地に到達しているように感じる。昇華しようとしているように見える。現在、生と死の境目にいる田中先生は、私たちに生きた手本を残そうとしているようにも見える。しかも本人が意識してそうしているのではなく、自然に醸し出されているのである。

自身の生死観《しょうじかん》が明確でないと、このように以前にも増した輝きを放つことなど、とうていできないであろうと考える。

「土州室戸崎に勤念す。谷は響きを惜しまず。明星来影す。遂に乃ち朝市の栄華、念々に之を厭い、巌藪の煙霞日夕に之を飢う」（『三教指帰』序）は、悟ったときの空海の言葉である。田中先生は、すでにその境地に達しているように思う。

田中先生は、長い間がんの専門医として多くの患者を診察し、その死も看取ってきた。また、西明寺住職としても多くの死にかかわってきた。医師としても僧侶としても、学者以上の知識量にはいつも驚かされた。研究と実践を融合した医療と密教は裏付けもしっかりしたものであり、他の追随を許さないものである。しばしば「画に描いた餅」になりがちな仏教学・密教学を痛烈に批判し、返す刀で医療の現状にも批判的であった。無機質な現代社会にとって、医療と密教の融合こそ大切だという田中先生の理論と実践は、ますます重要なファクターになっているように思う。

医療の現場にスピリチュアルケアが必要だとの主張は、ずいぶん前から提唱されてきた。最近になってようやく社会的な認知度がすすみ、緒についたばかりといっても過言ではない。まさにこれから真の人間性を回復した医療が現実のものとなろうとしている矢先に、田中先生の指導を受けられないということは忸怩《じくじ》たる思いである。

そのような事情から、本書は田中先生のお考えを世に知らしめようと急遽企画されたことを記しておきたい。不十分との批判もあろうが、田中先生の思いをいち早く届けたいと考え、出版に至ったものである。病気で悩んでおられる方々やその家族の方々の心に届くことを切に願うものである。

２０１５年夏

編者代表・山口幸照（真言宗智山派東円寺住職・高野山大学教授）

もくじ

Ⅲ

I

がんで死ぬのは怖くない

――治癒は望めないと告げられた進行がんの患者さんへ

余命数か月を生きる

〔書き下ろし〕（２０１５年10月）

死が避けられない状況になったとき

お釈迦さまは、最後の雨安居《うあんご》のとき背痛が起きて、余命３か月を自覚されたと伝わっています。背痛が起きて余命３か月だったとすると、膵臓《すいぞう》がんであった可能性が考えられます。膵臓がんは進行するまで無症状で、かなり進行してから背痛が出現します。３か月後の直接の死因はスーカラ・マッダヴァという料理による食中毒でした。

現代では医学が進歩し、お釈迦さまのような特別な人でなくても、自分の余命が分かります。進行がんで治癒不能と診断された場合などです。自分もいつか必ず死ぬという一般的な知識とは違い、進行がんで治癒不能な場合には自己の死が現実に迫っています。そしてがんに関する各種統計から、自分が生きられる時間が分かるのです。しかし治癒不能であっても、延命の治療が可能な場合もあります。特定の治療を行なった場合の生存率をグラフにした生存率曲線から、生存期間に関してどの治療法が優れているかを知ることができるのです。

私の場合は昨年（２０１４年）10月に、無症状でしたが、腹部超音波検査で膵臓がんが見つかり、その後のＣＴ検査で、進行した膵臓がんステージⅣｂと診断されました。膵臓がんの統計では、生存期間の中央値はステージⅠで78か月、ステージⅡで63か月、ステージⅢで22か月、ステージⅣａで13か月、ステージⅣｂで6か月です。

膵臓がんステージⅣｂまで進んでいるときには、通常、手術はしないのですが、私の場合は肝臓に転移が認められなかったので、手術が可能とのことでした。進行した膵臓がんでは、手術を受けても高頻度で再発し、通常、治癒は望めません。しかし栃木県立がんセンターにおける、膵臓がんステージⅣｂの手術成績は良好で、術後生存期間の中央値は約1年でした。6か月ではなく1年の延命のためなら、手術を受ける辛さを我慢する価値があると判断し、手術をしていただきました。

入院してから手術まで5日間あり、この時間を利用して般若心経《はんにゃしんぎょう》の解説を見なおし、ホームページで公開しました。10年前に某出版社からの依頼で書いた般若心経の解説でしたが、出版社の意向に合わなかったのか出版されないままでした。その間、般若心経の解説は講演会や大学での講義等では行ないましたが、著作としては公開しておらず、このまま消えてしまうのは心残りだったのです。般若心経は、「死にたくない、死ぬのが怖い」というスピリチュアルペインの治療であり、タイミングとしても適していたのです。

手術後の2日間は、痛みと苦しさに耐えて、時間の経過が長く感じられ、1日過ぎるのが永遠とも思えました。食事が摂《と》れるまでに回復するのが遅れて、2か月という長い入院になりました。退院してからは、術後補助療法としてティーエスワン（TS－1）という抗がん剤を6か月内服する治療を受けました。この術後補助療法は、この時点で最も有効と考えられる延命治療でしたが、私の場合は効果なく、肝臓に転移が出現しました。そこでアブラキサンとジェムザールという、2種類の抗がん剤を併用する治療を受けています。

延命治療と人体実験

古典の良い所は、非科学の部分にあります。科学に非《あら》ざる部分というのは反証不可能な部分です。反証可能性は科学であるための条件であり、かつ科学の限界です。

たとえば『一期大要秘密集』（覚鑁《かくばん》）の初めに「往生」という概念が出てきますが、これは反証不可能です。死んだ後に別世界に目覚めるかどうかを、この世での実験や観察でテストすることはできません。これとは違って、生きている時間を延長する方法は反証可能です。「身命《しんみょう》を惜しむべき用心門」で、いかにして延命するかは、人体実験でテストすることが可能です。祖師の言葉の中には反証可能なことも含まれています。それらが反証されたなら、捨てるのは弟子の務めでもあります。反証された部分を捨てて残った部分にこそ、祖師の言葉の価値があるのです。

お釈迦さまが説かれた四諦《したい》によれば、仏教は欲愛と有愛と無有愛の制御であり、「身命を惜しむべき用心門」は無有愛の制御、すなわち「死にたい」という渇愛の制御に当たります。延命可能であれば延命するということであり、このための方法は反証可能なので科学の領域です。

実験と観察によってテストして良いものを選ぶ、これを科学といいます。そして、人間に関する科学では、人間を対象とした実験と観察が不可欠です。過去には非人道的な人体実験も行なわれました。ジェンナーは、東洋で古くから行なわれていた種痘の薬害を減らすことを目的に、使用人として雇っていた孤児に人体実験を行ないました。サラ・ネルメスという乳しぼりの娘から、牛痘にかかったら天然痘にならないと聞いて、彼女の手にできた牛痘病変の膿《うみ》を8歳のジェームス・フィップスに接種し、そして死亡率3割以上の非常に危険な天然痘を感染させたのです。

1947年に戦争裁判の延長でニュルンベルク綱領が作成され、人体実験には被験者の「自発的同意」を必須とし、自発的同意なしに人体実験を行なったナチスの医師を絞首刑にしました。1964年にヘルシンキ宣言が行なわれ、「社会や科学のためよりも、被験者の利益を優先する」という原則ができました。「人体実験」という言葉は使われなくなり、代わりに「臨床試験」という言葉が使われるようになりました。しかし人間を対象として実験と観察をすることに変わりはありません。ヘルシンキ宣言は何度も改定を重ねて現在に至っています（http://fumon.jp/material/helsinki/helsinki2013.pdf に、私の翻訳があります。本書76ページにその一部を掲載しました）。

証拠に基づく医療と臨床試験

「証拠に基づく医療」というときの「証拠」は、臨床試験の結果です。一つの臨床試験よりも複数の臨床試験で有効性が認められていれば、より確実な証拠となります。病気の新しい治療法を実験する場合、現在最良の治療と比較します。その実験計画のすべての情報を研究倫理委員会に提出して、行なってよいかどうかの審査を受けます。一人の委員でも反対すれば倫理審査は通らず、その臨床試験は行なえません。

私も昨年度まで20年ほど栃木県立がんセンターの研究倫理委員会で外部委員をしていました。臨床試験を行なうには科学的ならびに倫理的な審査を通る必要があり、その委員会には研究施設内部の委員の他に施設外からも委員が参加していることが必須とされています。私が受けたティーエスワンの術後補助療法は、数年前に私も審査に参加した臨床試験でした。膵臓がんは手術しても高率に再発するので、再発を減らして生存期間を延長する目的で、術後補助療法が検討されたのです。進行した膵臓がんの抗がん剤治療としては、ジェムザールが最も優れていました。このジェムザールを用いた術後補助療法と、新たにティーエスワンを用いる治療とを比較するという臨床試験でした。ティーエスワンによる治療に割り当てられた患者が不利益を被るのではないかとも心配されたのですが、進行がんの治療と術後補助療法とでは違った結果となる可能性も高いと判断し、倫理審査を通したのです。そして数年後、ティーエスワン治療を受けた場合の方がはるかに良いという結果が出ました。この結果に基づいて、私もティーエスワンによる術後補助療法を受けることになったのですが、残念なことに私の場合には有効ではありませんでした。

倫理審査も論文審査も受けていないのが民間療法

私が現代医学で治癒不能な状況にあることを知って、数人の方が民間療法を勧めてきました。皆さん善意から勧めてくれるのですが、人に勧めるからには証拠が必要です。「この治療法には科学がまだ追いついていないのです」などと無責任なことを言った人がいました。その人こそが、同じ科学の土俵に乗って、その治療法が良いという証拠を出すべきなのです。実験計画書を研究倫理委員会に提出し、一人の反対もなく承認され、それで初めて人間を対象とする治療の研究が可能となり、結果を論文として提出し、論文審査に通って医学誌に載ったなら、その治療法は現代医学として世界中の患者が受けられることになります。

自然は良いものという迷信がいまだにあります。自然は危険に満ちており、自然のままだったら平均寿命は30歳代です。自然あるいは免疫という名前を使った民間療法がたくさんありますが、これらも同様に科学の土俵に乗せて検証しないかぎり信用できません。民間療法は、科学的倫理的審査を受けずに人体実験をしているのと同じなのです。民間療法の宣伝には、「この治療法で私は良くなりました」というような事例紹介が多く見られます。治った例がどんなにたくさんあっても、その治療法が良いという証拠にはなりません。治らなかった例、有害であった例がどれだけあったかも重要なのです。

１９８７年（昭和62）に仏教ホスピスの会を始めたころ、「西洋医学で治らないなら東洋医学で治してあげましょう」という話を数多く聞きました。現代医学に東洋も西洋もありません。世界中が同じ土俵で間違い探しをして、常に進歩を続けているのが、科学という現代医学です。西洋医学や東洋医学とは、過去にあった古い医学を指す名前です。現代の科学の土俵に乗せて検証しないかぎり、古い医学は信用できません。

現代医学で良い治療法がなく、より優れた治療法を探したいという場合には、臨床試験に被験者として参加するという方法もあります。現在、臨床試験は、公開されているデータベースに登録してからでないと被験者の募集ができないことになっています。被験者になって可能性のある新しい治療を受ける権利を、公平に与えるためです。

民間療法とにせものの宗教を選んでしまった不幸例

以前に電話で悩みを聞かせていただいた不幸な例を紹介します。ある患者さんの母親からの電話でした。日本で最高といえる病院で膵臓がんの治療を受けていました。その担当医（医大教授）は本人に膵臓がんの病名を告げておらず、必ず治ると嘘をついていました。

これはいちがいに嘘をついた担当医を責めるわけにはいかず、日本の仏教界にも責任があります。医療現場に宗教者が不在であることが、世界保健機関（WHO）が世界最高と認める日本の医療で、唯一の欠陥です。僧侶が寺院に閉じこもり老病死の現場に出て行かないことが、本人に真実を告げられなかった要因の一つなのです。死ぬという真実を告げた後、「命の苦（スピリチュアルペイン）」の緩和を行なうのは医師ではなく宗教者なのですが、日本の病院にはこの「命の苦」を緩和する担当者が不在なのです。

この患者さんは、真実を告げられていた奥さんを問い詰めて、余命わずかであることを知りました。その結果、病院と担当医師を信頼できなくなって、治してくれるという民間療法に高額の治療費を払って通うようになりました。それまで所属していたキリスト教会でも、病気を治すことはできないと言われ、治してくれるという宗教を探しました。そして「一人2万円ずつ持って新しい信者を毎週5名連れてくれれば、病気を治して命を助けてやる」というにせものの宗教にだまされてしまいました。そして家族や知人から借金を繰り返すようになったそうです。

人は必ず死ぬのであり、宗教は限り有る命を生きるうえでこそ有用なものです。

抗がん剤による進行がんの治療

私の病気は、膵臓がんの手術を受けて8か月後に、肝転移で再発しました。手術時にすでに微小ながんが肝臓に転移していたのか、あるいは手術の際に切除できずにどこかに残っていた微小ながんが血液を通って肝臓に至り、大きくなって画像診断でわかるようになったのか。他にも小さくてわからない転移があると考えられますから、画像診断でわかった転移部を手術で除去しても得られる利益はありません。延命に役立つとすれば、広がっていると考えられる膵臓がんの転移を抗がん剤によって小さいままにしておく治療です。画像診断でわかっている肝転移は、抗がん剤が有効かどうかの判定に役立ちます。そこでアブラキサンとジェムザールという2種類の抗がん剤を併用する治療を受けることになりました。この併用はジェムザール単独よりも中央値で2か月弱の延命が、外国で行なわれた臨床試験の結果として得られています。自覚する最も大きな副作用は手足のしびれです。抗がん剤治療は、継続困難な有害事象の発現がなければ、病態が明らかに進行するまで継続することになります。ここで有害事象という言葉は、薬物との因果関係がないものを含めて用いられます。副作用に限定した言葉ではなく、たとえば交通事故なども含まれるのです。

人生の物語と対話に基づく医療

生きられる時間の長さだけでなく、生きられる時間の質的内容（ＱＯＬ）が重要です。証拠に基づく医療の観点で勧められる治療法、その治療で得られる利益、治療に伴う苦痛や危険性など、病気についての説明が担当医から患者に示されます。治癒が望めない状況まで進行してしまったがんの場合、治療によって得られる利益には生存期間の延長と苦痛の緩和があります。たとえば、その治療を受けた場合の生存期間中央値が約6か月というように、得られる延命利益は統計的なものでしかありません。そして通常、がんの治療には、手術や放射線や抗がん剤が用いられ、程度の差はありますが、これらの治療には苦痛と危険を伴います。

個人の人生の物語のなかで最後の時期をどこでどのように生きたいか選択するうえで、証拠に基づく医療の観点からの説明で得られる情報は有用です。手術や放射線や抗がん剤による治療でどの程度生きられる時間の延長が期待できるか、その時間は入院生活での延命なのか、治療に伴う苦痛や危険はどの程度なのか、このような情報を知らされたうえでの自己決定権が尊重されます。多くの場合、担当医が勧める治療を受けることは良い選択でしょう。しかし、治療に伴う苦痛や危険を回避するという選択も可能です。これまでの人生における全人的状況、とくに病気の治療歴や身体の状態を考慮して、担当医師との対話により別の治療法を選択することもできます。延命よりも苦痛緩和を優先するという選択もあります。

人生の物語を作るうえで、人の生き方の参考になるのは古典です。古典は、歴史という長い時間をかけて、多くの人びとによって選ばれた物語です。古典を学んでいかに生きるかを問うこと（学問）を人文学（ヒューマニズム）といいます。多くの古典で語られている自己の命を超えた価値、そういう価値あるものがあったなら、それをその人の宗教といいます。文学・哲学・宗教等を学んだスピリチュアル・ケアワーカーが日本の医療現場にもいてほしいと望まれます。

東海大学安楽死事件（1991年4月13日）の問題点も、スピリチュアル・ケアワーカーが病院に不在であったことです。医師も患者家族も相談できる専門家がいなかったのです。事件の5か月前に開かれた東海大学安楽死シンポジウム（市民公開講座）では私もシンポジストを務めました。他のシンポジストは東海大学病院長、看護学部長、尊厳死協会弁護士でした。私は病院に宗教者（スピリチュアル・ケアワーカー）が必要であることを話しました。事件後の秋に再び講演依頼があり、東海大学病院で医療と宗教について話しました。

緩和ケアと宗教

緩和ケアとは「死を避けられない病人とその家族のＱＯＬを高める方便（アプローチ）で、最終的に死に至る病の過程で可能な限り早くから開始する」と世界保健機関（ＷＨＯ）が定義しています。ＱＯＬを高めるために、身体・情緒・社会・命の四つの次元での苦痛緩和が行なわれます。とくに命の苦（スピリチュアルペイン）は他の動物にはない人間独自の苦です。「死ぬのが怖い」「死にたくない」という苦しみであり、この苦の緩和に役立つものがあったなら、それこそが本人の宗教なのです。

身体の痛みが強いと、命の苦しみは隠れています。身体の痛みは非常に強いので、まず鎮痛剤を使って身体の痛みを緩和します。ＷＨＯは3段階の鎮痛剤使用を勧めています。最初は通常の痛み止めで、これは日本でも普及しています。つぎは弱いアヘン様物質で、最近日本でも普及しつつあります。そして強い痛みには強いアヘン様物質を用いますが、これは麻薬扱いであり、日本での使用量は他の先進国と比べて桁違《けたちが》いに少ないのが現状です。痛みが強いのに麻薬を処方してもらえないような場合には、医師あるいは医療機関を変えるべきでしょう。麻薬の副作用として吐き気と便秘は必発です。麻薬の処方を開始するときには、吐き気止めと下剤の処方を同時に開始するのが原則です。

麻薬の適切な使用などで身体の痛みが緩和されると、自分の命がなくなるという苦しみ、「死ぬのが怖い」「死にたくない」という命の苦しみが表に現れてきます。もし、自分の命が、自分にとって最も価値あるものであったなら、その最も価値あるものが失われるという苦しみの緩和は難しいでしょう。限りある命を生きる理想、自己の命を超えた価値、そのようなものがあったなら、それこそがその人の宗教であり、命の苦を緩和するものです。

世界医師会の「患者の権利宣言（リスボン宣言）」には、「患者は、患者自身が選んだ宗教の聖職者による支援を含めて、宗教的および倫理的慰安を受ける権利を有し、またこれを辞退する権利も有する」とあります。患者本人が所属する宗教、たとえば仏教寺院の僧侶やキリスト教会の神父などに慰安に来てもらうのも良いでしょう。

西洋では病院に命の苦を緩和する担当者（スピリチュアル・ケアワーカー）の配置義務があるのですが、現時点では日本の病院にはありません。しかし最近、日本でも臨床仏教師や臨床宗教師という名前でスピリチュアル・ケアワーカーが育てられています。

スピリチュアル・ケアワーカーは、患者の話を傾聴して苦痛を共有することを主とし、ケアワーカー自身の宗教を布教せず、患者自身のあらゆる宗教に対応し、無宗教にも対応することを原則としています。この対応は自己執着を空にする般若心経に共通し、お釈迦さま以来の仏教本来の姿です。

般若心経はスピリチュアルケアの経典

般若心経《はんにゃしんぎょう》は、「観自在菩薩行深般若波羅蜜多時照見五蘊皆空」と始まります。観自在菩薩《かんじざいぼさつ》がヨーガの行《ぎょう》をしています。お釈迦さま以来、仏教ヨーガの特徴は、単なる「止」にとどまらず、「観」を行なうことです。そして般若心経で止（三昧《さんまい》）に至って、観るのは「般若」という智慧《ちえ》の「波羅蜜多《はらみた》」、すなわち完成です。

「波羅蜜多」は完成という意味の言葉ですが、詩的に「到彼岸《とうひがん》」とも漢訳されました。これはお釈迦さまが説かれた、「筏《いかだ》の譬喩《ひゆ》」に基づく解釈です。「我に執着しない」という智慧の完成を彼岸に渡る筏にたとえました。

筏は仏教を示す隠喩です。彼岸に渡ったら筏（仏教）を捨てる。すなわち、自己執着を捨てることを説く仏教は、仏教自身に執着しない。執着しないという教義にも、執着しない。お釈迦さまが説かれた「苦集滅道《くじゅうめつどう》」にも、執着しない。これが「般若波羅蜜多」であり、このとき「五蘊皆空《ごうんかいくう》」となります。

五蘊はお釈迦さまが説かれた「苦諦《くたい》」のまとめであり、「色・受・想・行・識」という五つの我執の要素の集合です。五蘊については、「五盛陰苦《ごじょうおんく》」（涅槃経《ねはんぎょう》）など本来の意味とは違う漢訳が行なわれ、他の仏教解説書などには異なる解釈も書かれていますが、玄奘三蔵《げんじょうさんぞう》は「一切五取蘊苦《いっさいごしゅうんく》」（瑜伽師地論《ゆかしじろん》）とお釈迦さまの苦諦を正しく翻訳しています。

このように智慧の完成では、「我」という執着が空《から》っぽに成《な》る。完全に「我」に執着しない人は、「自分が死ぬという苦」（スピリチュアルペイン）を乗り越えて、涅槃の彼岸に渡る。般若心経の後に続く部分もすべて「般若波羅蜜多において」、すなわち「ヨーガの修行を行なって智慧が完成した状態において」の話であり、けっしてこの世の通常の話ではありません。

このような般若心経の解説は、ホームページ上だけでなく書籍にして残したいと思い続けていました。西明寺は坂東三十三観音巡礼の第二十番札所です。西明寺では毎月第一日曜日の朝に阿字観を行なっており、その後でお茶を飲みながら般若心経の講話をしていました。2年ほど前に参加者から弘法大師の『般若心経秘鍵』を解説してほしいとの希望があり、1年くらいかけて行ないました。入院中に見直した般若心経の解説に、この『般若心経秘鍵』の解説を加えて、『般若心経の秘密・スピリチュアルケアの経典』（電気情報社、２０１５年）として上梓しました。般若心経の解説書を出版できたことは、私の人生の最後の仕事として非常にありがたいことです。

尊厳ある死と緩和ケア

日本では尊厳死協会が尊厳死という言葉を消極的安楽死の意味で使って混乱も生じていますが、世界的には「尊厳ある死」という言葉は、ホスピス運動の創始者デーム・シシリー・ソンダースによって「死にゆく人が本人の人生に価値を見出すこと」と定義されています。「価値」は科学が捨ててしまったものであり、非科学分野すなわち人文学の担当者が望まれます。「尊厳ある死」を実現するためにスピリチュアル・ケアワーカーが患者の言葉を傾聴するのが、緩和ケアの真髄です。

私の場合には幸いなことに、私の言葉に耳を傾けてくれる人がたくさんいてくれます。この文章の読者にも感謝申し上げます。お陰様で、私は人生の最後の時期を、幸せに過ごせています。

Ⅱ　仏教と医療・スピリチュアルケア

インフォームド・コンセント——宗教の立場から

（『癌診療におけるインフォームド・コンセントの実践と検証』〈先端医学社、1994〉より転載、一部修正）

はじめに

インフォームド・コンセントについての「宗教の立場」からの結論、それは「患者本人の生き方の立場から」ということである。

1．サイエンス、ヒューマニズム、そして宗教

近代医療の根拠として2種類の文献がある。サイエンス（科学）の論文とヒューマニズム（人文学）の文献である。モダン（近代）という言葉は、ルネッサンスのヒューマニストたちによってつくられた。彼らが行なったように、古典を研究し、いかに生きるかを考えることが、ヒューマニズムという言葉の原義である。このヒューマニズムに加えて、もう一つ近代を特徴づけるも

のがサイエンスである。

これらサイエンスとヒューマニズムは、きびしい批判によって選ばれるという点では共通するが、そこで使われる言葉はまったく異なる。

サイエンスでは、一義的に定義した解釈不要の言葉を用いて、反証可能（refutable）な論文を書く。すなわち、自分の間違いが検証できるかたちで提出された論文の集積がサイエンスである。したがって、膨大な現代医学の論文はなんらかの意味で前の論文を否定する。そしてその論文もまたいつの日か否定される運命にある。サイエンスとしての近代医学は、『『インデックス・メディクス』に載っている医学論文の全体」ということができる。

一方、古典の研究であるヒューマニズムでは、言葉が先に与えられている。それらの言葉は多義的であり、追体験による解釈が必要である。そしてヒューマニズムにおいては、言葉は真か偽か検証されるのではなく、行為としての言葉である点が重要である。

医療の問題で、その答えの真偽が検証可能な場合には、サイエンスが最も信頼できる根拠となる。世界中の医学界での批判にさらされて、反省を繰り返しているからである。しかし、反証不可能な問題に対しては、サイエンスは無力である。「検証」という言葉も、その限界がサイエンスの範囲に限られている。たとえば、この限りある命をいかに生きるかという問題は反証不可能であるから、答えが一人ひとり違って当然ということになる。そして、長い歴史という厳しい批判にさらされ、選ばれて読みつづけられる多くの古典に、人の生き方の理想の数々を見出すことができる。

多くの古典に認められる「人の生き方の理想」の特徴の一つに、「自己の命を超えた理想」というものがある。もしも自分にとって自分の命よりも大事な価値あるものがあったなら、それをその人の宗教という。ここでは宗教という言葉を、この条件を満たす本人の理想という意味で用いる。たとえば、プラトン著『ソクラテスの弁明』に示されている、ソクラテスが命を捧げた理想「フィロソフィア」はソクラテスにとっての宗教である。

2. 行為としての言葉

「虚空の如く分別も無分別も無い」とたとえられるように、分別智（合理）と衝突しない無分別智（非合理）が仏の智慧である。[1] 心に突き刺さった「我」という1本の矢を引き抜いて、我こそ正しいという偏見から自由になることが、古い経典に繰り返し説かれている。[2][3]

我こそ正しいと言わないで何を話すのか？　仏陀（釈尊）の伝記によれば、「悲の方便（他人の苦しみを除くための行ない）」として言葉は用いられる。仏教では釈尊以来「身語意の三業《さんごう》（身体と言葉と心の三つによる行為）」だが、真でも偽でもない行為としての言葉が注目されたの

は西洋では近年のことのようである。(4)

釈尊の対機説法は「応病与薬」と薬にたとえられる。高血圧の人には血圧を下げる薬が、低血圧の人には血圧を上げる薬が用いられるように、相手によってはまったく逆の言葉が用いられる。法（仏教の真理を説く言葉）は苦を除く方便（真の教えに導くための仮の手段）である。医学でも薬はドイツ語でミッテル（手段）と呼ばれた。

さらに釈尊は「筏《いかだ》」にたとえて無執着を説いた。川を渡った後、旅をつづけるためには、筏は捨てられなければならない。同様に、苦しみの川を彼岸に渡ったら、「法」もまた捨てられなければならない。いまだに、人が信じられないような自己主張を押しつける教団もあるが、自己主張こそが争いの基になることを説いた仏教は、サイエンスの時代にあって望ましい宗教の一つであろう。

3．三種の非合理

サイエンスは非合理な価値を捨象した学問だが、「命」には非合理がつきまとう。そして非合理な問題を扱うときには、医学（というサイエンス）とは別の根拠が必要になる。

医者であった森鷗外は、江戸時代の随想『翁草』に二つの主題を見つけて『高瀬舟』を書いたという。(5) その一つは、苦しみの軽減か命の延長かという矛盾であった。苦と無常はまさに仏教の問題である。もう一つの主題は、欲望をなくした結果、苦しみがなくなったということであった。これは涅槃《ねはん》であり、まさに仏教の答えである。

『高瀬舟』と同じ状況、つまり苦しみの軽減と命の延長が矛盾する状況での二者択一は、非合理な命の問題の第一の代表である。寝たきりの認知症老人が食事摂取不能となったときに強制栄養を行なうかどうかの二者択一、延命できる可能性が少ない場合に副作用の強いがん化学療法を行なうかどうかの二者択一など、「老病死」という仏教の根本問題には非合理な二者択一の状況が必然的に含まれている。

さらに、非合理な問題の第二の代表は、「私の命」と「他人の命」を譲り合えますか、という状況である。脳死臓器移植のように、自己の生存のために他者の非生存が要求される場合である。そして第三の非合理は、がんの告知のように、「話せばわかること」でない話を話さなければならない状況である。知る権利に対する沈黙、知りたくない自由に対する「合理性の押しつけ」である。インフォームド・コンセント（informed consent）も聞きたくない説明を押しつけたのでは、患者に苦しみを与えることになってしまう。ここでも信教の自由が保障されるべきである。

非合理な二者択一が必要となる状況で、命の延長を望むか、苦しみの軽減を望むか、リビング・ウィル（living will）を書いておくことは解決策の一つである。第一、第二の非合理はもちろん、第三の非合理すなわちがん告知に関しても、前もって意思を表明しておくことが望ましい。がん告知が必要な状況になってから、がん告知を望むか否かを聞いたら、それはすでにがん告知を始めたことになってしまう。

私たちの診療所では、受付で質問用紙を手渡して、あらかじめ非合理な問題に関する本人の希望を聞いている。あらかじめ答えが得られなかった患者さんには、看護師が質問用紙を読んで本人の希望を確かめるようにしている。

4．アンケート調査

アンケートの対象は私たちの普門院診療所を訪れた人びとで、主に患者である。最初の466名からの回答を集計した〔表1〕。その後も質問用紙の回収はつづけているが、集計の目的ではなく、本人の希望を知るために行なっている。

アンケートの質問はいずれも非合理な質問で、答えは反証不可能であるから、おのおの本人の望みがかなえられていけない理由はない。本人への告知を望む患者には、その時点でわかるかぎり詳しい説明を行なって、可能なかぎり患者の希望どおりに治療を進める。また、以前に本人が望んでがん告知を受けた患者が、今度は本人への説明を望まず家族に話してほしいと考えが変わ

表1　アンケートの結果

1）もしあなたの病気が進行したがんだと診断された場合、あなたは病気についてくわしい説明を聞きたいですか？　それとも聞きたくないですか？	
1．聞きたい（私本人に話してほしい）	395人（85％）
2．聞きたくない	69人（15％）
3．家族に話してほしい	71人（15％）
4．（　　　　）に話してほしい	6人（ 1％）
5．だれにも話さないでほしい	8人（ 2％）
〔3．4．5．の合計が2より多い結果となったのは重複回答があったため〕	
2）もしあなたがいわゆる脳死状態になったら、どうしてほしいですか？	
1．心臓が動きつづけるかぎり治療をつづけてほしい	72人（15％）
2．治療を中止してほしい	355人（76％）
3．その他（　　　　　　　　　　　）	28人（ 6％）
また、他人に臓器移植をするためにあなたの臓器を提供したいと思いますか？	
4．提供したい	233人（50％）
5．提供したくない	193人（41％）
3）病気になり食べられなくなったとしたら、鼻や血管から管を入れて栄養補給をしなければなりません。もしあなたが認知症になってしまった場合には、その管を自分で引き抜いてしまうので、あなたの命を延ばすためには手を縛らなければならなくなります。そのような場合には？	
1．苦しんでもいいから、少しでも長く命を延ばしてほしい	35人（ 8％）
2．命は延ばさなくていいから、苦しませないでほしい	398人（85％）
3．その他（　　　　　　　　　　　）	20人（ 4％）
4）あなたは進行したがんに罹っていると知らされました。その病気の患者さんが生きられるのは平均2年だそうです。残された生きられる時間をあなたはどう生きますか？	
1．死を覚悟した仏教の生き方で生きる	63人（14％）
2．宗教（　　　　）の生き方で生きる	17人（ 4％）
3．いまの仕事に命を懸けて生きる	82人（18％）
4．家のために生きる	142人（30％）
5．生きられる自信がない	38人（ 8％）
6．その他（　　　　　　　　　　　）	102人（22％）
5）病理解剖（死に至った病気の検討のための解剖）には同意しますか？	
1．同意する	253人（54％）
2．同意しない	189人（41％）
6）人体解剖の研究や学習のためにあなたは自分の遺体を献体しますか？	
1．献体する	152人（33％）
2．献体しない	286人（61％）

ることもある。このような場合には、新たに本人への説明の要求がないかぎり、病状説明や治療法の選択同意は家族においてなされる。

がん告知を受けた後、仏教の生き方で生きるという患者を主に、要望に応じて仏教の話をするが、聞くことを望まない患者に対しては仏教の話をしないのが、仏教の対機説法である。

(1) 少数意見の尊重

オードリー・ヘップバーンさんが大腸がんで亡くなられた。その数日前、深夜放送で "Funny Face"（邦題『パリの恋人』）が放映された。この映画のなかで、彼女は本屋の店番をしている。そこへファッション雑誌の記者やカメラマンそのほか大勢が押しかけて、本を勝手に並べ変えはじめる。彼女が止めようとすると、雑誌社一団の責任者が言う、「私たち全員の生活がかかっているのだから、あなた一人は黙っていて」と。すると彼女は、「多数の利益のために個人の権利が侵害されるような集団は、集団自体の存在が長くはないのよ」と応じる。

民主主義の立場からは、がん告知を望まない人がたとえ少数であっても、その人の希望も可能なかぎりかなえられなければならない。

5. ヒューマニズム（人文学）的検討

(1)『藪の中』

命に関して、医学は命を延ばすことを扱う。進行がんで延命不可能のときは、どうすればいいのか。残された短すぎる時間を、いかに生きたらよいのか。現代医学で延命不可能の場合、ほかに延命方法が見つかる可能性はほとんどない。このほとんどない可能性を追求することに、残り少ない時間を費やすことをあなたは望むだろうか。

別の生き方もたくさんある。反証不可能だから、どの生き方が正しいということはできない。答えはサイエンスの場合と違ってたくさんある。さまざまな生き方のなかから、「私はこのような生き方を選ぶ」というだけだ。

芥川龍之介の小説に『藪《やぶ》の中』という短編がある。この物語は、「合理的な答えが一つだけある」という執着から解脱《げだつ》する必要性を示している。どう生きて、どう死ぬか、ということはサイエンスの範囲外である。このときこそ、サイエンスではなく古典が頼りになる。なにが正しいかというサイエンスではなく、いかに生きるかを考えるための古典である。いろいろな人の生き方の理想が、古典に示されている。そのような古典の一つに仏教の経典がある。以下は、古典の引用とその解釈である。

(2) 梵天勧請説話とがん告知

梵天勧請《ぼんてんかんじょう》という説話がある。(6) 釈尊が悟りを開いて間もないころ、人びとに、その悟りの内容を話すことを躊躇《ちゅうちょ》されていた。そのときに梵天が現れて、「どうぞ説法してください」と勧請した(勧めた)という説話である。この説話には、がんの告知という現代の問題と共通するものがある。この梵天勧請説話とは逆に、悪魔が説法を思いとどまらせようとしたという説話もある。どちらの場合にも共通するのは、説法を躊躇したということである。躊躇したということは、二者択一を迫られたけれども、単純な二者択一では解決できない状況であったことを示している。

話すべきか、話さざるべきか、がん患者に本当の病気の説明をするかどうかも、二者択一が困難である。私は患者が聞きたいと望んだ場合には、知っていることを隠さずに話すようにしている。患者の同意があれば近親者につきそってもらって、一緒に患者の病気についての説明を聞いていただく。しかし、すでにほかの病院で、患者の家族にだけがんの病名が知らされていて、本人はがんではないといわれている、そのような患者が私たちの診療所を受診される場合もある。「仏教ホスピスの会」で、毎月第二土曜日の午後に築地の本願寺で行なっている「がん患者・家族のつどい」には、そのような告知を受けていない患者の家族が悩みの相談に来る。もはや治る可能性がないがんの末期であることを患者自身は知らない。本当のことを知っている家族は真実を告げることもできず、嘘のお芝居を演じつづけるわけにもいかない。どうしたらよいのか。箇単な答えなどない非合理な問題である。いまから二千年以上前に、釈尊が躊躇されたものも同じような非合理な状況であった。

治る可能性のないがんであることは、大切な自分の命にかかわることだから、これを知らされないでよいわけがない。しかし、自分ががんであって、もう短い時間しか生きられないと知ったら苦しむことになる。苦しませたくはない。真実は知らせたい。しかし、真実は人を助けず、逆に苦しめてしまう。釈尊が老病死を覚悟された後、これを説法することに躊躇されたのも、このような非合理のゆえであった。

釈尊出家の理由は、四門出遊《しもんしゅつゆう》の伝説に示されている。城の四つの門から出て、それぞれ老人、病人、死人を見て悩み、そして一人の出家修行者を見て出家された。人は皆「年老いるか病気になって死ぬ」という苦しみの問題の解決を求めて城を出た。そしてついに、この問題の答えを悟った。自分の死を完全に覚悟された。梵天勧請説話は、つぎのようにつづく。

「比丘達よ、時に私は梵天の勧請を知って、そして人々の苦しみを和らげようと思う心に縁《よ》って、仏眼をもって世間を観た。すると、あたかも蓮池の蓮の華が水中に生じ、ある蓮華は水面下にあるが、少しの蓮華は水面から出て、泥水に汚されないように、世間には悟り得る可能性をもっている者がいることを観察した[6]」

そして、釈尊は説法を決意された。人びとの苦しみを和らげようとする心、これを「悲」という。慈悲の悲で「悲しい」という字を書く。この「悲」に縁って、釈尊は説法を決意された。池のなかの若干の蓮は泥水に汚されないで綺麗な華を咲かせるという蓮華の比喩は、がんを告知されたすべての人が死を覚悟できるわけではないことを暗示している。しかし、告知しない場合には、答えを悟る人はさらに少なくなる。

梵天勧請説話は、さらにつぎのような詩がつづく。

「耳ある者達に不死甘露の門は開かれた。盲信を捨てよ。梵天よ、人を害すると想って、私は妙法の説法を躊躇したのだ[6]」

釈尊のこの言葉にあるように、真実は人を害する。がんの告知は人を傷つける。しかしそのきびしさは同時に、死を覚悟した人に真の思いやりやさしさを獲得する機会をも与える。釈尊は以後の一生、方便の行ないとして言葉を用い、それ以外のときは沈黙した。

(3) 尊厳死

本人の希望で延命治療を中止してもよいという根拠はあるだろうか。先のアンケート調査の結果からも、自分の死を考えた回答はさまざまで、もちろん反証不可能である。したがってサイエンスは、この問題に関してはほとんど役に立たない。よって、以下、古典（歴史によって批判された文献）を参照して検討を加えていく。

「真に重大な哲学上の問題はひとつしかない。自殺ということだ（重大か否かは、その問題が惹き起こす行動が手がかりとなる）。ガリレオは重大な科学的真理を強く主張していたが、その真理ゆえに自分の命が危険に瀕するや、いともやすやすとそれを捨ててしまった。ある意味でこれは当を得た振舞いだった。その真理は、真理だからといってそのために火焙りの刑に処せられるだけの値打ちはなかったのだ(7)」

しかし、獄中から命がけでガリレオを弁護し『ガリレオの弁明(8)』を著したカンパネッラという僧侶がいた。彼が命をかけたということは、彼にとっては自分の命より大事なもの（宗教）があったのである。

つぎに、ショウペンハウエルの言葉を引用しよう。

「私の知っている限り、自殺を犯罪と考えているのは、一神教の即ちユダヤ系宗教の信者達だけである。ところが旧約聖書にも新約聖書にも、自殺に関する何らの禁令も、否それを決定的に否認するような何らの言葉さえも見出されえない…一体誰にしても自分自身の身体と生命に関してほど争う余地のない権利をもっているものはこの世のほかに何もないということは明白ではないか(9)」

では、仏教は自殺を認めていたのであろうか？　経典から引用する。

「ゴーディカ尊者は思った、

『私は六度までも、精神統一にもとづく心の解脱から退いたのだから、もはや刀を手にしたらどうだろう』と。そして刀を手にした。

尊師いわく、

『かれは思慮深く、しっかりとしていて、つねに瞑想し瞑想を楽しんでいた。昼夜道にしたがって努め、生きることを求めなかった。死魔の軍勢に打ち勝ち、再び迷いの生存にもどることなく、妄執を、根こそぎえぐり出して、ゴーディカは完全に消え失せた[10]』」

この経典から、少なくとも仏教が僧侶の自殺を認めていたことがわかる。仏教は自殺を奨励していたのであろうか。デュルケーム『自殺論』を引用する。

「仏教は……、自殺を宗教的慣行にまで仕立てあげたとよく非難されるが、実際は、仏教はむしろ自殺を非としたのである。なるほど、仏教は人間の無上の望みは涅槃に達することであると説いてはいた。しかしこの存在の停止は生きている間に得ることができるし、また得なければならない[11]……」

このデュルケームの涅槃の解釈は正しいと思われる。その確認のために釈尊の初転法論（最初の説法）を引用する。釈尊は四《し》諦《たい》（四つの真理）について説法し、以後、仏教僧侶の生き方の基本となった。一番目の真理は「苦《く》諦《たい》」である。

「実に〈苦しみ〉という聖なる真理はつぎのごとくである。生まれも苦しみであり、老いも苦しみであり、病も苦しみであり、死も苦しみであり、憎い人に会うのも苦しみであり、愛する人に別れるのも苦しみであり、欲するものを得ないことも苦しみである。要約していうならば、五つの執着の素因としてのわだかまりは苦しみである[12]」

生老病死ほかの「四苦八苦」であるが、ここで伝統的に「苦」と翻訳される言葉「dukkha」は「思いどおりにならないこと」という意味である。これが仏教の問題であり、答えはつぎの三つの真理「集諦《じったい》・滅諦・道諦」に説かれている。

「実に〈苦しみの生起の原因〉という聖なる真理はつぎのごとくである。それはすなわち、再生をもたらし、喜びと貪りをともない、ここかしこに歓喜を求めるこの妄執である。それはすなわち、欲望に対する妄執と生存に対する妄執と生存の滅無に対する妄執である[12]」

この「集諦」に説かれているのは、苦しみが生まれる原因についてである。愛欲、生きる欲望、そして死の欲望の三つから、思いどおりにならない苦しみは生まれる。これらの欲望が制御された状態が、つぎの「滅諦」（涅槃）である。

「実に〈苦しみの止滅〉という聖なる真理は次のごとくである。それはすなわちその妄執の完全に離れ去った止滅であり、捨て去ることであり、放棄であり、解脱であり、こだわりのなくなることである[12]」

この「滅諦」すなわち涅槃に至る道がつぎの「道諦」である。その方法は、三つの欲望を完全に制御しようとする生き方である。ここで伝統的に「正しい」と訳されているのは、「完全に」という意味の言葉である。

「実に〈苦しみの止滅に至る道〉という聖なる真理は次のごとくである。それは実に聖なる八支より成る道である。すなわち、正しい見解、正しい思惟、正しいことば、正しい行い、正しい生活、正しい努力、正しい記憶、正しい瞑想である(12)」

思いどおりにならないと苦しむのをやめて、思いどおりにしたいと思っている自分の心のほうを変える。この方向転換を廻心といい、心のはたらきを制御することをヨーガという。この四諦を理解した修行者はつぎのように言って受戒を申し出る。

「およそ生起する性あるものは、すべて滅び去る性あるものである(12)」

このように、四諦を理解したうえで、その道諦を実践すると誓った人の集団が僧である。したがって仏教の僧侶とは、生きようとする欲望からも死のうとする欲望からも自由でありたいと願う人たちである。自殺を望んではいないが、生きることに対する執着もないのであり、これは尊厳死の立場とも共通するものである。しかしこれは僧侶の場合であって、仏教はすべての人に尊厳死を勧めるというわけではない。後に示すように、他者に対しては慈悲を実践するのが仏教である。

(4) 我が所有にあらず

つぎに、無常なる我の死の覚悟、そして臓器提供へとつながる「布施《ふせ》」の根拠を検討する。布施とは、我が所有と執着せずにほかの人びととわかちあうことである。これは仏教の根本である「無我」という理想の実現だが、無我といっても我が無いという意味ではないことが、つぎのような経典の言葉から明らかである。

「自己の依りどころは自己のみである。自己のほかにいかなるよりどころがあろうか。自己のよく調御せられたるとき、人は得がたい依りどころを得るのである(13)」

我が無いという意味ではなく、我と思っているものに対する執着を離れることを、釈尊は説いたのである。

「比丘達よ、色は無常である。無常なるものは苦である。苦なるものは無我である。苦なるものは我が所有にあらず(14)……」

比丘達よというよびかけから、これは僧侶に対して語られた言葉であることがわかる。「色《しき》」とは、苦諦の最後にあった五蘊《ごうん》（五つの執着）の一つで、自分の身体のことである。この身体が無常なる（年老いて消滅する）ものであることは思いどおりにならない。思いどおりにならないものは我ではない。私の思いどおりにならないものは私のものではない。

仏教か否かの判定条件とされた三法印《さんぼういん》「無常・苦・無我」も同様である。

「諸行無常　一切皆空　諸法非我と明らかな知慧をもって観るときに、ひとは苦しみから遠ざかり離れる。これこそ人が清らかになる道である」(15)

ここで「諸行・一切・諸法」というのは、いずれも五蘊のことであり、「我と思って執着している心身の要素」である。仏教の理想を実践したいと願う僧侶は、身体を我が所有と執着せずに、自己の生命がなくなるときには臓器の提供を願うわけである。なお、この場合も僧侶が対象であって、人びとに対して一律に臓器の提供を呼びかけるようなことは仏教では行なわない。そして、臓器提供を受けて残りの命を生きたいと思う人の願いも、仏教の慈悲の理想は肯定するのである。

「(五大の譬喩の如くの一切智智は)菩提心を因と為し、悲を根本と為し、方便を究竟と為す」(1)

「菩提」は悟り、すなわち自己が必ず死ぬ存在であることを覚悟して、我への執着から自由になることである。我への執着から離れた人は、他人の苦しみも自己の苦しみと同じように除こうと思う。この他人の苦しみを除こうとする心を「悲」という。この悲を根拠として「苦しむ人びとのそばへ行くこと」を方便という。

仏教は、僧侶には戒をたもち慈悲の実践すなわちアイ腎バンクに登録することを指示し、僧侶以外の人びとに対しては対機方便、すなわち臓器移植を受ける人びとの立場を肯定するのである。(16)

ここにショウペンハウエルの言葉を引用して、われわれ僧侶への戒めとしたい。

「……仏教徒の僧院生活もまた同様で……純粋な僧侶は最高の栄誉に価する存在である。けれども殆ど大抵の場合僧衣は単なる仮装なのであり、この仮装のかげに本当の僧侶がひそんでいることは恰も仮装舞踏会の場合におけると同じように稀なのである[17]」

6．医療と宗教の現状

日本の病院には僧侶がいない。これは外国からも指摘される日本の医療の特徴である[18]。数年前『メディカル・トリビューン』誌に、アメリカと旧ソ連のがん専門医が衛星通信で話し合った記事があった。がん告知の問題について、「治療上どうしても必要な場合以外は知らせない」というソ連がん学会会長に対して、アメリカでは「真実を告げるのは当然」という[19]。両国間での病院のなかの大きな違いは宗教者の有無である。旧ソ連は宗教を否定した国だった。一方、アメリカは宗教で建国された国で、いわゆる信教の自由を実現している。

つまり、医学だけの病院では「あなたの命はなくなります」ということがむずかしい。命の問題で、医学は命を延ばすことを扱うが、その命をいかに生きるかという問題は扱わない。延命不可能となったとき、医学だけを根拠とする病院では、その患者の命に関してもはやなにもできない。そして、医学が役に立てないと告げるには「医学以外の何か」が必要なのである。

医療の現場では、宗教者がいなくてもがん告知は増える傾向にある。元来日本では仏教僧侶が行なってきたデス・エデュケーションは、病院のなかで仏教僧侶が不在のままに進められつつある。しかし、超宗派の独立団体である仏教ホスピスの会など、一部の僧侶は患者に接近し方便の実践を行なっている[20]。

おわりに

願わくは、患者が医療提供側の生き方（宗教）の押しつけから解放され、患者一人ひとりの命が、その長さだけではなく生き方を含めて、かけがえのないわが命として扱われてあたり前の世界がくることを祈願し本稿を終わる。

（1）神林隆浄訳「大日経・五大の譬喩」『国訳一切経　印度撰述部　密教部1』大東出版社、1931年、53頁。
（2）中村元訳「八詩頌章」『ブッダのことば　スッタニパータ』岩波文庫、1984年、203頁。

(3) 友松圓諦訳「箭喩経」『仏教聖典』講談社学術文庫、1981年。
(4) J・L・オースティン著、坂本百大訳『言語と行為』大修館書店、1978年、4頁。
(5) 森鷗外「高瀬舟縁起」『山椒大夫・高瀬舟』新潮文庫、1968年、241頁。
(6) 中村元訳「梵天勧請」『原始仏典』筑摩書房、1974年、25頁。
(7) アルベール・カミュ著、清水徹訳『シーシュポスの神話』新潮文庫、1969年、11頁。
(8) トンマーゾ・カンパネッラ著、澤井繁男訳『ガリレオの弁明』工作舎、1991年、162頁。
(9) ショウペンハウエル著、斎藤信治訳『自殺について 他四編』岩波文庫、1952年、73頁。
(10) 中村元訳『ブッダ 悪魔との対話 サンユッタ・ニカーヤⅡ』岩波文庫、1986年。
(11) エミール・デュルケーム著、宮島喬訳「自殺論」『世界の名著58』中央公論社、1980年。
(12) 中村元訳「転法輪経」、前掲(6)『原始仏典』。
(13) 増谷文雄訳「ダンマパダ160」『根本仏教 阿含経典講義』筑摩書房、1980年。
(14) 増谷文雄訳「相応部経典22:15」『阿含経典 第二巻』筑摩書房、1979年。
(15) 中村元訳「ダンマパダ277－9」『ブッダの真理のことば 感興のことば』岩波文庫、1978年。
(16) 空海「平城天皇灌頂文」「三昧耶戒序」「秘密三昧耶仏戒儀」『弘法大師空海全集 第四巻』筑摩書房、1984年。
(17) 前掲(9)、94頁。
(18) Long, S. O. and Long, B. D. : Curable cancers and fatal ulcers : Attitudes toward cancer in Japan. *Soc. Sci. Med.* 16 : 2101-2108, 1982.

（19）Medical Tribune ウィークリー・ブレテン、Vol.1/No.15. １９８８年5月16日。

（20）仏教ホスピスの会編『がん体験』春秋社、１９９１年。

仏教と医療について

（『宗教と現代がわかる本２００８』〈平凡社〉より転載、一部改変）

スピリチュアルケア

私は寺で医療を行なっている。それで全日本仏教会から推薦を受け、ローマ教皇庁医療国際会議に計4回招待された。そこで仏教の立場を発表するとともに、他宗教の状況を知る機会を得た。この会議では、毎回異なる重要な医療関連のテーマについて、広い分野から30名くらいの専門家が講演を行なう。実質的には、医療に従事するカトリック宗教者の勉強会といえる。ローマ教皇庁関連の医療機関は世界中に10万８０００もある。会議は３日間で、約80か国から８００人くらいが参加している。

イタリアの法律では病床１００床ごとに一人、スピリチュアル・ケアワーカーの配置義務がある。哲学や心理学出身の人もいるが、ほとんどがキリスト教の神父だ。彼らは哲学を2年、神学を4年、さらに医療を2年、計8年勉強してスピリチュアル・ケアワーカーの資格を得る。スピリチュアルケアは自己存在の喪失（死ぬ）という苦痛（スピリチュアルペイン）の治療であり、担当は宗教者が適している。患者のみならず、医師や看護師のスピリチュアルペインにも対応し、4対6で患者よりも医療従事者のケアのほうが多いらしい。

1988年、衛星通信を使って行なわれた米ソがんサミットで、ソ連がん学会会長は「がんの告知は治療上患者の協力が必要な場合だけ」と述べた。アメリカ側は「がんの告知は当然」という意見だった。ソ連は宗教を排除した国家だった。「宗教はアヘン」という言葉の影響だ。マルクスは『ヘーゲル法哲学批判序論』で、「合理的な解決ができる貧困に対して、賃金の代わりに宗教を与えるのはよくない」と書いた。それは「痛み止めのアヘンだけを与えて病気の原因治療をしないのと同じだ」という。しかし合理的な解決ができない場合はどうだろうか。この場合についてマルクスは言及していないが、痛みの原因が治せない場合、アヘン類縁物質（オピオイド）はひじょうに有用な薬だ。そして命がなくなるという苦しみは、お金で解決できる問題ではない。

宗教と科学

ソクラテスは、たとえ自分の意思にそぐわなくとも間違っていたと言いさえすれば、死刑にならなかった。しかし、自らの考えに反して間違いと言うことを潔《いさぎよ》しとはせず、死刑になることを選んだ。もし自分の命より価値あるものがあったなら、それをその人の宗教といってよいだろう。この意味でソクラテスの哲学は、彼にとって自分の命を超えた価値、宗教だった。自分の命がなくなるという苦しみのケア（スピリチュアルケア）には、自己の命を超えた価値の存在は有用だろう。

コペルニクスは神父で医者だった。彼は古代ギリシャの天文学文献を読んで『天体の回転について』を書いた。ジョルダーノ・ブルーノはコペルニクス説を支持して火あぶりの刑に処せられた。ガリレオ・ガリレイはジョルダーノ・ブルーノ火刑の10年後に『星界の報告』を出版した。彼は死刑を免れるため、ジョルダーノ・ブルーノやソクラテスと違って、裁判で自説を間違いと認めた。「間違いを検証する科学」と「科学が価値を捨てた」ことを象徴する出来事だ。

科学は実験と観察で反証可能なことだけを扱う、いわば「世界規模の間違い探し」だ。「間違っているかどうかを実験や観察で検証できること」に関しては、科学が最も信頼できる。しかし反証可能性は科学の限界でもある。間違いか否かではない次元の問題、たとえば自分の命という価値の問題や倫理の問題などは、非科学の領域だ。そこでは良いものが残って選ばれ、古典となる。

ジェレミー・ベンサムが引用して有名になった「最大多数の最大幸福」、この原則が不適切な例として、ジョン・スチュアート・ミルはソクラテスの裁判を挙げた。公正な裁判であったが、最も尊敬すべき人を多数決で死刑にした。そして「判断能力のある成人は、自分に関して、他人に危害を加えないかぎり、その選択が本人に不利であっても、自己決定権を有する」とした。「情報を知らされたうえでの自己決定権の尊重」、すなわちインフォームド・コンセント（説明と同意）はニュルンベルク綱領、ヘルシンキ宣言を経て生命倫理の基本となった。リスボン宣言には、「患者は、患者自身が選んだ宗教の聖職者による支援を含めて、宗教的および倫理的慰安を受ける権利を有し、またこれを辞退する権利も有する」とあるが、この権利は日本では無視されている。（「ヘルシンキ宣言」「リスボン宣言」を抜粋して76〜79頁に掲載）

仏教とスピリチュアルケア

仏教は、その誕生時からスピリチュアルケアであったともいえる。釈尊は老人と病人と死人を見て出家した。そして6〜7年の後、迷苦から覚醒して仏陀となり、四諦《したい》を説かれた。四諦の苦・集・滅・道は、それぞれ病気・病因・治癒・治療に対応している。病気は四苦八苦であり、ここで苦は「思いどおりにならない」という意味だ。四苦八苦は第八の苦である五取蘊苦《ごしゅうんく》に総括される。「色・受・想・行・識」という五取蘊は「我」という執着の五つの要素の集合であり、この五取蘊苦こそがスピリチュアルペインに対応している。

病因の集諦《じったい》は「欲愛・有愛・無有愛の如くの渇愛」と説かれた。「思いどおりにしたい」という渇愛から、「思いどおりにならない」という苦は生ずる。生殖・生存・死への渇愛が苦の根本原因だ。これら生殖・生存・死の三つは、現代生物学で生命の三要素とされている。人間の設計図である遺伝子に、生殖・生存・死への渇愛が書かれているのだろう。

遺伝子の支配（輪廻《りんね》）から解脱《げだつ》して、渇愛の制御（涅槃《ねはん》）ができたなら苦は消滅する。この涅槃が治癒、すなわち滅諦《めったい》だ。道諦《どうたい》という治療法は「八正道《はっしょうどう》」だが、ここで「正」と漢訳された言葉は「完全に」という意味であり、生き方の八つの次元で「完全に渇愛を制御して生きる道」だ。生存と死の両方の渇愛の制御だから、「不可能な延命に執着せず」かつ「自殺も望まない」という生き方になる。

「我」という執着で、たとえば「色」は眼に見えるもの、すなわち「身体」を意味する。この身体は思いどおりに若いままではいられない。必ず年老いて死ぬ。「老・病・死」に関して「色」は思いどおりにならない、すなわち苦である。思いどおりにならないものは我がものではない。この身体でさえ「我」に所属しないのであれば、他に我といえるものなど何もないではないか。これが「無我」という無執着である。このように悟った人、すなわち仏陀は、他人を自分と差別しない。これが「平等」という悟りの智慧である。

「我」という執着が完全になくなった状態は、「筏《いかだ》の譬喩《ひゆ》」で示される。苦の此岸《しがん》から楽の彼岸《ひがん》に渡ったら筏を捨てる。ここで「筏」は隠喩（メタファー）であり仏教を指し示している。まさにメタ（超えて）ファー（運ぶ）であり、仏教は人びとを楽の彼岸に運ぶ筏だ。そして筏は捨てられる。仏教は仏教自身に執着しない。執着しないという教義にも執着しない。

このような智慧（般若《はんにゃ》）の完成（波羅蜜多《はらみた》）は到彼岸と詩的に漢訳され、『般若心経』の有名な「五蘊皆空《ごうんかいくう》」へと続く。釈尊が四苦八苦を総じた五取蘊苦（スピリチュアルペイン）が空となる、すなわちスピリチュアルケアである。

仏教の伝播

西暦紀元前3世紀に世界で初めて本格的な薬草園をつくったアショーカ王が、僧侶に生薬を持たせて各地に派遣し、仏教を広めた。僧侶は薬で身体の苦痛を緩和し、仏教で自己存在の喪失（死ぬ）という苦（スピリチュアルペイン）を緩和した。

日本で最初の官立寺院である四天王寺には、敬田院《けいでんいん》・施薬院《せやくいん》・療病院《りょうびょういん》・悲田院《ひでんいん》の四箇院があった。敬田院は道場、施薬院は薬局、療病院は病院、悲田院は福祉施設だ。僧侶は看病禅師として活躍し、臨終行儀も発展した。

覚鑁上人《かくばんしょうにん》の作とされる『一期大要秘密集』は、「身命《しんみょう》を惜しむべき用心」で始まる。治療可能な間は自殺を望まず治療に専念する。次は「身命を惜しまざる用心」で、治療不能なら延命に執着しない。生存と死の両方の渇愛制御は、四諦に対応している。そして死に方は、生き方に依《よ》る。自己の生き方の理想としてきた本尊にヨーガしつつ、臨終を迎える。

日本仏教とスピリチュアルケア

仏教はスピリチュアルケアであり、日本に仏教を伝えた韓国では現在も仏教寺院や僧侶は葬儀等の死後に関する行事には関わっていない。ところが日本では、仏教寺院が人の死後にも関わるようになった。この展開には閻魔《えんま》さまと地蔵菩薩が関係した。死後の道案内をする閻魔は地蔵菩薩の化身《けしん》であると解釈されて、三十五日の法事の本尊となったのである。さらに、曼荼羅《まんだら》の中から十三仏が選ばれて、各忌日の法事における供養の対象となった。

法事を行なうのは追善のためである。追善とは、この世での善行を追加できない死者の代わりに、生きている者が仏を供養するという善い行ないをする。因果応報、すなわち善因楽果・悪因苦果である。善い生き方の理想が阿羅漢《あらかん》（供養されるにふさわしい者）であり、歴史上日本独自に13人の阿羅漢が選ばれて供養されるようになった。供養とは尊敬して御世話するという意味である。

日本民族大移動が起こるお盆には、棚行《たなぎょう》といって、各自の家に作られた精霊棚を僧侶が訪れて、施餓鬼《せがき》を行なう。お盆の準備で精霊棚の幡（はた、ばん）を織ったのが七夕《たなばた》（棚幡）だ。盂蘭盆《うらぼん》経という経典から、「お盆」と呼ばれるようになった。これも追善供養の儀礼である。インドでは雨期が3か月続く。外出困難な雨期を過ごす（雨安居《うあんご》）ために祇園精舎《ぎおんしょうじゃ》などの寺院ができた。7月15日、雨安居最後の日に目蓮尊者《もくれんそんじゃ》が餓鬼道《がきどう》で苦しむ母を追善供養で済《すく》ったという物語だ。

彼岸会《ひがんえ》という日本独自の追善供養は、大同元年（806）に桓武天皇によって始められた。桓武天皇は、長岡京造営を妨害したという告げ口を聞いて、実弟の早良《さわら》親王を淡路島へ流刑にした。早良親王は無実を訴え続けて食事を摂らず、淡路へ向かう途中で餓死してしまった。桓武天皇は讒言《ざんげん》で親族を餓死させたという点で阿闍世《あじゃせ》王と共通の苦悩をもつことになった。阿闍世は提婆達《だいばだっ》多《た》の告げ口を聞いて父王を牢に入れて餓死させようとした。母韋提希《いだいけ》夫人の苦悩に答えて釈尊が「西に沈む太陽への精神集中」を説く観無量寿《かんむりょうじゅ》経で、太陽が真西に沈む春分・秋分の日に関連している。桓武天皇は餓死した弟のために、春分・秋分の日の前後3日間諸国国分寺で金剛般若《こんごうはんにゃ》経を読ませることにした。その金剛般若経に説かれている筏の譬喩（前出）から彼岸会と呼ばれるようになった。阿闍世王の物語は古澤平作（日本精神分析学会初代会長）の「阿闍世コンプレックス」のもとになった。

明治維新後の僧侶寺院引き籠もり

「治る胃癌《がん》と死に至る胃潰瘍《かいよう》」という皮肉な題名の論文がある。アメリカの医者と社会学者が日本の医療現場をよく調べて報告したものだ。日本の文化の特徴として「曖昧《あいまい》さ」とか「秘密」を挙げて、日本の病院では患者本人に本当のことを話さないと指摘している。この文化的特徴の背景には、仏教があった。「秘密」の意味は、深遠で言葉による伝達が困難なことであり、多くの日本文化が仏教にならって師資相承《ししそうじょう》となった。ところが、明治の廃仏毀釈《はいぶつきしゃく》以来、仏教が社会から除かれて、スピリチュアルな部分を欠いた形式的な曖昧さや秘密が残った。

生命倫理の領域では解決困難な問題が多いが、自分の身体や命に関しては、本人の自己決定を尊重することで解決できるだろう。

死期が迫った状態で出現する非合理の代表は、「延命と苦痛緩和が両立不可能」という状況だ。そうなった時点では、本人は意思表示ができないことも多い。本人の希望と家族の希望は同じではない。自己決定について、元気なあいだに菩提寺の僧侶に話し、事前指示の記録やリビングウィルを寺に保存してもらうとよい。必要に応じて菩提寺に連絡し、住職から医師に本人の選択を伝えてもらう。病院では将来の患者の死亡に備えて、死別悲嘆のケア会議が開かれるが、これにも葬儀を執行する菩提寺の僧侶に出席してもらうとよい。

菩提寺の僧侶は壇信徒が入院したらお見舞いに行くのがよい。がんの告知などの厳しいときに付き添うなど、そこに僧侶がいるだけで苦が緩和される場面もある。釈迦牟尼《しゃかむに》（沈黙）と呼ばれた釈尊にならって、苦の緩和に役立つことだけ発言し、他は沈黙する。まず「老・病・死」という苦の現場に行くことこそが「方便」（原語は「近くに行く」という意味）だ。そのような方便が蓄積されて、はじめて「脳死」などの問題に僧侶が意見を求められ、医療倫理委員会の外部委員も頼まれるようになるだろう。

認知症終末期におけるスピリチュアルケア

（『老年精神医学雑誌 第22巻第12号』〈２０１１〉より転載、一部改変）

認知症とスピリチュアルペイン

日本では「緩和ケア」を単なる身体的苦痛緩和と誤解する傾向があるが、鎮痛等は緩和ケアの準備段階にすぎず、その真髄は「スピリチュアルケア」である。緩和ケアを世界保健機関（WHO）では、「身体的、心理的、そしてスピリチュアルな痛みと苦悩の予防および緩和」、「命を脅かす病気で悩む患者と家族のクオリティ・オブ・ライフ（QOL）を改善する方便」と定義し、そして「最終的に死に至る病の過程で可能なかぎり早くから開始すべき」としている。

死に至る病の過程で出現する痛みと苦悩には、身体的苦痛に加えて、他の動物とは違う人間独自の苦悩がある。「自分が死ぬ」という、自己存在の喪失に関わる苦悩であり、これが「スピリチュアルペイン」である。一度獲得した知的能力が失われてゆく苦しみは、自己存在の喪失に関わる苦しみであり、認知症患者の不安の根底にはスピリチュアルペインがある。

身体的疼痛が強い場合には、痛みに耐えているだけで他に余裕がなく、スピリチュアルペインも隠れている。しかし鎮痛薬（オピオイド）の適切な使用等で身体的疼痛が緩和されると、スピリチュアルペインが強く現れてくる。とくに認知症の人の場合には、スピリチュアルペインは強く出やすいと考えられる。

身体的苦痛をも増してしまった反省症例

１９９８年、筆者らの医療法人が運営する老人保健施設に、アルツハイマー型認知症の80歳女性が入所していた。寝たきり状態で食事摂取も困難となったので、遠からず衰弱して死亡するものと考えられた。入所時の段階ですでに本人は説明を理解できなかったので、診療についての説明と同意は家族に行なった。内視鏡的胃瘻《いろう》造設（ＰＥＧ）は苦しむ時間を延ばす結果になると説明したが、家族は苦痛緩和よりも延命を希望したので、ＰＥＧを施行した。そのことで患者は栄養不足での衰弱死を免れたが、しだいに手足を動かせなくなり、言葉を失い、体位変換のたびに痛そうな表情を見せた。最後は痛みを耐えるだけの時間の延命となった。

当時筆者らは認知症介護の質の向上のために、スウェーデンから指導を受けていた。１９９９年春に招いたスウェーデン地方自治体高齢者福祉長と看護師は、この患者を診て、なぜＰＥＧを行なったのかと筆者らを責めた。スウェーデンでは、認知症患者を早期に発見し、理解や判断が可能な時期に病名告知を含めた説明を行なって、認知症が進行した数年あるいは10数年後に必要となる本人の自己決定の事前指示書を病院に保存する、という社会システムが完成している。そして、判断能力を失った認知症患者について認知症ケアのチームが会議を開き、本人の事前指示を確認してＰＥＧや蘇生術を行なわないことを決定するという。認知症が進行して仮性球麻痺となった場合にＰＥＧを希望するという本人の事前指示は、皆無に等しいとのことだった。

日本では認知症の早期診断・早期病名告知はほとんど行なわれていない。本人の希望が確認できないまま家族の延命希望によって、苦しむ時間も延長されている。アメリカでも日本と同様の状況だ。ＪＡＭＡの論文によると仮性球麻痺の認知症患者（ＭＤＳのＣＰＳ６）が全米のナーシングホームに18万６８３５名いて、そのうち６万３１０１名（33・８％）が経管栄養による延命を受けている。

本人が理解不能および同意不可能の場合には、インフォームド・コンセントを法定代理人から得る必要がある。しかし日本では多くの場合、法定代理人が決まっていないのが現実である。介護保険制度では契約が必要とされ、契約能力がない認知症を想定して成年後見制度が同時に作られたが、日本では「契約」という概念になじみが薄く、成年後見制度を利用している認知症患者は稀である。日本国憲法も社会契約説を基本にしているが、そもそも契約という語は明治時代に欧米語の翻訳語として作られた言葉で、「結ぶ」（コン）「引っ張って」（トラクト）という意味の訳語として「契約」というキリスト教的な言葉が作られたようだ。

成年後見制度には期待できないので、スウェーデンの看護師から指摘されたような認知症患者への虐待を防止するために、スウェーデンのように認知症の早期診断を社会的に徹底して、認知症の詳しい説明を行なったうえでの事前指示を記録しておくことが望まれる。事前指示書の保存場所としては、介護予防のために設置された包括支援センターが候補となる。

科学、ヒューマニズム、宗教、そして自己決定権

現代医学は科学であり、『インデックス・メディクス』に載っている医学論文の総体ということができる。科学は実験と観察で反証可能なことだけを扱う、いわば「世界規模の間違い探し」だ。「間違っているかどうかを実験や観察で検証できること」に関しては、科学が最も信頼できる。しかし反証可能性は科学の限界でもある。間違いか否かではない次元の問題、たとえば自分の命の価値の問題や倫理の問題などは非科学の領域だ。そこでは良いものが残って選ばれ、古典となる。

ジェレミー・ベンサムが引用して有名になった「最大多数の最大幸福」、この原則が不適切な

例として、ジョン・スチュアート・ミルはソクラテスの裁判を挙げた。公正な裁判であったが、最も尊敬すべき人を多数決で死刑にした。そして、「判断能力のある成人は、自分に関して、他人に危害を加えないかぎり、その選択が本人に不利であっても、自己決定権を有する」とした。「情報を知らされたうえでの自己決定権の尊重」、すなわちインフォームド・コンセント（説明と同意）は、ニュルンベルク綱領・ヘルシンキ宣言を経て、生命倫理の基本となった。リスボン宣言には、「患者は、患者自身が選んだ宗教の聖職者による支援を含めて、宗教的および倫理的慰安を受ける権利を有し、またこれを辞退する権利も有する」とあるが、この権利は日本では無視されている。

認知症では自己決定を保障できない

日本ではいまだインフォームド・コンセントや個人情報守秘が充分に守られているとはいえない状況である。患者本人に無断で家族にがんの病名が知らされるようなこともなくなっていない。リスボン宣言では「判断能力のある成人患者は、いかなる診断法あるいは治療法であれ、同意または拒否する権利を有する」、「患者は自己決定に必要な情報を得る権利を有する」とし、同時に「患者は、他人の生命の保護に必要とされないかぎり、その明確な要求に基づいて情報を知らされない権利を有する」「患者は、必要があれば自分に代わって自己の情報の提供を受ける人を選択する権利を有する」とも宣言している。これらを実現するために、筆者らは次のような質問用紙を用いて、入院時や検査前に本人の希望を確認している。

説明と同意（インフォームド・コンセント）に関する最初の質問

もし貴方の病気が進行した癌だと診断された場合、癌であることを貴方本人に話してよろしいですか？　それとも本人には話さずに誰か別の方に説明を聞いて頂きますか？

1．私本人に話してほしい
2．私本人は癌の病名を知りたくない
3．その他（　　　　　　　　　　　　　　　）

「1．私本人に話してほしい」と答えた方に質問します。家族の方にも病気の説明をしていいですか？

4．配偶者に話してもいい
5．子供に話してもいい（その方の氏名　　　　　　　　）
6．その他（　　　　　　　　　　　　　　　）

「2．私本人は癌の病名を知りたくない」と答えた方に質問します。どなたに病気の説明をしてほしいですか？

7．配偶者に説明してほしい

8．子供に説明してほしい（その方の氏名　　　　　）

9．その他（　　　　　　　　　　　　　　　　　　）

年　月　日　本人署名

ところが認知症の場合には、この質問用紙が役に立たず、結果としてスウェーデンの看護師に人権侵害を指摘されてしまったのである。

がんの場合には病気が進行してからでも多くの場合インフォームド・コンセントは可能であるが、認知症では進行してしまうと理解不能となるので自己決定の保障は不可能となる。日本の介護保険制度は身体障害と認知症の高齢者を対象とするが、認知症の早期発見対策は行なわれていない。健康診断もほとんど身体疾患に限られている。認知症こそ健康診断等での早期発見と早期病名告知が望まれる。さらに、スウェーデンのように、グループホーム等が整備され認知症介護が充実してこそ、認知症の早期病名告知も可能で有意義となる。認知症が進行しても幸福に暮らせる福祉社会が、情報を知らせたうえでの自己決定権の保障を実現するのである。

そして、厳しい病状を本人に告げるにはスピリチュアルケアが必要である。ある予後不良のがんの治療に関する研究を倫理委員会で審議した際に、研究者から日本の特殊事情が切実に訴えられた。どんな治療を受けても2〜3か月しか生きられないという現実を、患者本人に言えない場合もあるという。厳しい真実を告げた後のサポート体制がないからである。西洋の病院では、辛い現実を告げられた後の患者を全人的に、とくにスピリチュアルに支えるチームが組織されているが、日本ではほとんどの病院にスピリチュアル・ケアワーカーさえも不在である。医師が厳しい真実を告げるとき、および告げた後に、患者はスピリチュアルケアなしに放置されることになる。リスボン宣言では「宗教的慰安を受ける権利」を保障しているが、日本の医療機関の大部分で僧侶等の宗教者を見かけない。命に関して医学という科学で扱えるのは延命であり、限りある命を如何に生きるかは個人の宗教の問題である。

医師や看護師がスピリチュアルケアに関して理解していることは重要である。しかし、スピリチュアルケアは医師や看護師が片手間にできることではない。専門職としてのスピリチュアル・ケアワーカーが医療機関には必要であるが、日本の医療制度では医療費にスピリチュアル・ケアワーカーを雇う費用が含まれていない。イタリアの病院では100床に1人の割合でスピリチュアル・ケアワーカーを配置することが義務づけられている。彼らは2年間哲学、4年間神学、さらに2年間医療司牧に関する勉強をしてスピリチュアル・ケアワーカーの資格を得るという。日本の医学部よりも長い計8年間の教育であり、ほぼ大学院博士課程相当だ。それから病院やホスピスに勤務して先輩から実地指導を受ける。医師の場合と同様、資格を取ってから数年間現場で指導を受けて一人前になる。

進行した認知症患者のケア

認知症患者のスピリチュアルケアは全人的ケアの一部であり、他のケアから切り離すことはできない。進行した認知症にはバリデーション療法が適している。患者に客観的現実を知らせるよりも、ケアする側が認知症患者の主観的世界を理解し受け入れるケアである。

筆者らの施設で以前介護士が認知症ケアで困っていたとき、スウェーデンから招いた認知症ケア指導看護師はバリデーション療法を紹介し見事に問題を解決してみせてくれた。たとえば入浴を拒否している患者、法律で入浴させなければならないと決まっているので、仕方なく無理やり脱がせて入浴させたりしていた。スウェーデンの看護師たちが入浴の方法を教えると言ったとき、日本人介護士にできないことを日本語もできないスウェーデン人ができるとは、皆信じなかった。彼女たちは、日本語の歌を覚えてきていた。ハグで挨拶し、患者の目を見て「命短し恋せよ乙女」とか「上を向いて歩こう」など歌って仲良くなり、一緒に歩き出して、脱衣所は素通りし、湯船の横に腰掛けて、お湯に手を入れて一緒に遊ぶ。すると脱衣を拒否していた認知症患者が自分から衣服を脱いで入浴が可能となった。「北風と太陽」のイソップ物語の如くであった。トイレ誘導を拒否する認知症患者については「トイレに行きましょう」と言ってはならないとの指導であった。散歩等に誘ってトイレの前に行き、そこで初めて「ここにトイレがあった」と言う。介助して排泄を済ませた後では、トイレに入る前の散歩等のことは忘れているので、自室に戻ってトイレ誘導を完了することができる。

「帰る」と訴える認知症患者は多い。どこに帰るのか?、若かったときと当時の家に帰りたいのであろう。「帰りましょう」と言って散歩に出る。途中でトイレなど、認知症患者にとって容易でないことを達成すると、現在ない家に「帰る」と言って歩き出したことは忘れている。

スピリチュアルペインと情動的苦痛の境界は曖昧である。しかしスピリチュアルペインという言葉を狭い意味で使う場合には、本人の死に関わる苦痛を意味する。認知症患者の不安も根底には死の恐怖がある。前段で「自分にとって自己の命を超えた価値あるものがあったなら、それがその人の宗教である」と書いたが、そのような宗教がスピリチュアルケアでは有用だ。したがって、スピリチュアル・ケアワーカーは、あらゆる宗教に対応し、無宗教にも対応するのが原則である。

日本人は特定の信仰をもっていない人が多いが、それこそが日本人の宗教なのである。あらゆる価値観を尊重するという曼荼羅《まんだら》の宗教であり、その根拠となっているのは「我という執着」を捨てた仏陀の悟りである。

日本人の死に関わる習俗・文化は、高齢者から次の世代に伝えられる。認知症患者のスピリチュアルケアにおいても、死に関する習俗や文化的伝統が役に立つと考えられる。

「ヘルシンキ宣言」抜粋（田中雅博訳）

（「ヒトを対象とする医学研究の倫理的原則」1964年世界医師会総会で初採択、以降数度にわたり修正・追加がなされている）

8．社会や科学よりも被験者の利益を優先

医学研究の主な目的は新しい知識を作り出すことであるが、この目標を被験者の権利と利益よりも優先させてはならない。

22．すべて研究実施計画書に明記する

ヒトを対象とする研究の計画と実施は研究実施計画書に明記し根拠を示さなければならない。研究実施計画書には、必要な倫理的考察の陳述を含め、本宣言の原則に如何に対応したかが示されなければならない。また、研究財源、資金提供者、施設所属関係、潜在的な利益相反、被験者への報奨、および研究参加の結果被害を受けた被験者の治療や補償の提供を含めるべきである。治験においては、治験終了後の供給についての適切な手配を研究実施計画書に記述しなければならない。

23．研究倫理委員会の承認が必須

研究実施計画書は、考察、注釈、指導、承認を目的に、試験開始前に研究倫理委員会に提出されなければならない。この委員会は機能する上で透明性が確保され、研究者や資金提供者の他、あらゆる不当な影響から独立していなければならない。研究が実施される国の法律や条例、ならびに該当する国際的な規定や基準は考慮されなければならないが、これらによって本宣言が示す被験者保護に制限や排除が行われてはならない。

委員会には、進行中の研究を監視する権限が与えられなければならない。研究者は委員会に監視情報、特に重篤な有害事象に関する情報を提供しなければならない。委員会の検討および承認を受けずに実施計画書の修正を行ってはならない。研究終了後には、研究者は研究結果と結論の要約を含めた終了報告書をこの委員会に提出しなければならない。

24．個人情報の守秘義務

被験者の私生活および個人情報の機密を保護し、試験が身体的、精神的、社会的完全性に及ぼす影響を最小限にするために、あらゆる用心をしなければならない。

25．説明同意

医学研究の被験者として、説明した上での同意（インフォームド・コンセント）を得ることが可能な個人の参加は自発的でなければならない。家族や共同体指導者に相談することがふさわしい場合もあるが、本人が自由意思で同意しない限り、インフォームド・コンセントを得ることが可能な個人を研究に参加させてはならない。

26．被験者への情報提供

インフォームド・コンセントを得ることが可能な被験者を対象とする医学研究において、各被験者候補には、研究の目的、方法、資金源、潜在的な利益相反、研究者の施設所属関係、予想される利益と潜在する危険、必然的に発生するであろう不快な事、研究終了後の供給およびその他の関連するあらゆる面について充分な情報を提供しなければならない。被験者候補には、報復されることなしに、試験への参加を拒否する権利、または参加の同意をいつでも撤回できる権利があると知らせなければならない。個々の被験者候補に特有の情報の必要性および情報提供の方法にも、特に注意を払うべきである。

被験者候補が情報を理解したことを確認してから、医師等の適切な有資格者は被験者候補の自由意思によるインフォームド・コンセントを、できれば書面により、求めなければならない。同意が文書で得られない場合には、文書以外で同意を得たことを正式に記録し、証人の署名がなされなければならない。

全ての医学研究被験者は、その研究全般の結果と成果を知らせてもらう選択権を与えられるべきである。

「リスボン宣言」抜粋（田中雅博訳）

（「患者の権利に関する世界医師会リスボン宣言」１９８１年世界医師会総会で採択）

序言抜粋

法律や行政、あるいは他の機関や組織が、以下に掲げる患者の権利を否定する場合には、医師はこれらの権利を保障あるいは回復するために適切な手段を講じなければならない。

7．情報に関する権利

a．患者は、いかなる医療上の記録であろうと、そこに記載されている自己の情報を得る権利を有し、また病状についての医学的事実を含む健康状態に関して充分な説明を受ける権利を有する。

d．患者は他人の生命の保護に必要とされないかぎり、その明確な要求に基づいて情報を知らされない権利を有する。

8．守秘に関する権利

a．患者の健康状態、病状、診断、予後および治療に関する身元を確認し得るあらゆる情報、ならびにその他のすべての個人情報の秘密は、患者の死後も守られなければならない。ただし、例外的に、患者の子孫が自らの健康上の危険に関わる情報を得る権利は認められる。

11．宗教的支援を受ける権利

a．患者は、患者自身が選んだ宗教の聖職者による支援を含めて、宗教的および倫理的慰安を受ける権利を有し、またこれを辞退する権利も有する。

講演／緩和ケアと仏教

（天台宗関東甲信越布教師大会／２０１０年）

「老・病・死」の現場と仏教

今日は梅雨入りですが、もともとお寺というのは、３か月も続くというインドの雨季を過ごすためにつくられたと聞いています。雨季には外に出て活動することができませんので、お寺に集まって修行するのです。そして、それが明けたちょうどお盆のときに、お寺を離れて、それ以降は必ず一人ずつ歩いて、苦しみの滅尽《めつじん》に導くことをお釈迦さまの教団は行なわれました。

これをいま日本でも実践したいと、私たちは考えているのですけれども、なかなかうまくいきません。それはどうしてかといいますと、いろんな歴史的な事情があって、「老・病・死」という、人が歳をとって病気になって死んでいくという現場に、坊さんがいなくなってしまったんですね。これは日本だけの、ひじょうにおかしなことです。

私は医者なのですが、個人的なことを申し上げますと、医者になるつもりなど全然なかったたんですね。子供のときからお寺の住職になろうと考えて育ったわけです。子供のころ、「何を勉強したらいいか」と父親に聞きますと、「仏教以外の何でもいいから勉強しておいて、それで一人前になった後で、もう一回大学へ入り直して仏教を勉強したらいいだろう」と。まあ、そのとおりになったわけですが、私はそもそも医者になろうとは考えていませんでした。

高校の卒業間際、受験願書の締め切りの前日に突然、父親が願書を書いて持ってきて、「これを出しておくから、医学部へ行け」と言うんです。全然その気がない私は、かなり抵抗したのですけれども、慈恵医大に入って、どういうわけか卒業して、がんセンターに行くことになりました。それはがんに関する研究がしたかったからでして、医者としてがんの患者さんを診ようと思ったわけではないのです。けれども、研究所の研究員と病院の内科医とを併任することになってしまいました。そうすると、実際、目の前で人が死んでいくわけです。

大学を卒業するまではあんまり勉強しなかったのですが、現場に行きますと、実際に自分の責任で人が死ぬわけですから、治療に専念せざるを得ないので、それは勉強します。結果的には、治らない病気の患者さんだけを診る医者に、自然にといいますか、偶然なってしまったのです。

今になって考えてみると、父親が「医学部へ行け、医者になれ」と言った意味はよくわかります。それは、仏教が問題にする、この命の現場、命がなくなっていく現場に行けという、そういう意味だったんですね。

ところが、ほとんどがんの患者さんだけが入っている国立がんセンター病院の中に、お坊さんはいないのです。人が死んでいくという、命の苦しみ、命がなくなるという苦しみの現場に、それをケアする人がいない。後になってわかったことですけれども、これは日本だけなんですね。世界から見て、とても非常識なことが行なわれているわけです。

今日は、天台宗のお坊さんたちを前にしての講演ですので、みなさんに、そういった現場に行ってほしいということと、行けるようになるにはどうしたらいいのかということを、お考えいただきたいのです。全日本仏教会のほうに働きかけまして、そういう研修部門などをつくれたらと考え、いろいろな方々にお願いをしているところですが、日本にはその教育のシステムもないわけなんですね。

その辺のところをまじえまして、「緩和ケアと仏教」について、これから話をさせていただきたいと思います。

最期を看取らせていただいた二人の方

私たち西明寺・普門院診療所のホームページに、『天台小止観』（柏樹社刊、絶版）を掲載しています。みなさんのほうがご存じだと思いますが、『大正大蔵経』にも載っている『天台小止観』

はひじょうに散逸し、改竄《かいざん》され、もともとの智者大師（智顗《ちぎ》）の『天台小止観』からはズレてしまっているものだったのですが、上野の寛永寺に本来の姿のものが残っていたということで、田所静枝さんという方が寛永寺の二宮大僧正のところへ通って、8回も書写したそうですが、そこで読み下し文を出版されたのです。

今では岩波文庫などにも入っていますが、これが、私たちが『天台小止観』を読めるようになった最初の本なのです。

私たちのホームページにどうしてこの『天台小止観』を載せたのかといいますと、この読み下し文をつくられた方が私たちのところで最期の時間を過ごされたんです。何度か進行がんになりまして、最後は献体をされました。

どうして当院で最期を迎えられたのかといいますと、松居桃樓先生という、東京の下町に「蟻の街」という屑拾いの町を支えた一人のお坊さんがいらっしゃいまして、『蟻の街の奇蹟』というひじょうにすばらしい本を書かれ、映画化された『蟻の街のマリア』という本も書かれています。

松居桃樓先生は天台宗のお坊さんです。「桃樓（とうる）」という名前は今東光さんがつけたそうで、幼名の桃太郎の「太」を抜いて「桃郎（とうろう）」、次に「郎」という字を同じ音の「樓（ろう）」に変えて、それを「る」と読ませているんですね。師僧は上野寛永寺の二宮先生でしたので、『死に勝つまでの三十日――小止観物語』という本を出版されたご縁で、それを支えた若い女性の田所静枝さんが「蟻の街」から寛永寺に通って、先にご紹介した『天台小止観』の読み下し文を出版されたのです。

松居桃楼先生は、今から十数年前にNHK「宗教の時間」の担当者から紹介されまして、私たちの普門院診療所に最期の時間を過ごすためにいらっしゃいました。私はいろいろなことをお聞きしたかったのですけれども、最期の大切なご本人の時間ですから、邪魔してはいけませんので、お亡くなりになられるまで、ただそばに行って、黙って診察だけをさせていただいて、何かを聞いたり、もしくは、こちらから言うことなどもちろん何もありません。本人は若いときから自分が死ぬということを覚悟された本物のお坊さんですから。最後の時間を過ごされて、そしてお亡くなりになられた。上野の寛永寺にお墓があります。

私が担当させていただき、最期を看取らせていただいた方は、今まで何百人もいらっしゃいますが、「先に生まれた」人を「先生」といいますけど、先に生まれた人であっても、元気な人から教わるということは、あまりないのではないかと思うんです。やはり先に死んで逝く方、先死（先師）から教えていただく、仏道というのは、そういうものだと私は思っております。

「蟻の街」は「昭和の梁山泊」ともいわれたようですが、何しろ泥棒をする人がいっぱい集まっている。警察に捕まってしまうと、松居桃楼先生が身元引き受けに行くんです。その人たちをどうやって助けるか。そう考えたとき、『法華経』のやり方でいこう、『観音経』のやり方でいこうと、松居桃楼先生は考えたのです。一緒に屑拾いをし、一緒に泥棒して歩く。実際にそのようにされて、この「蟻の街の奇蹟」ということを起こされた方ですが、その方の最期を看取らせていただいた。私にとって、ひじょうにありがたいことでした。

元気にお話をされるというような状況ではありませんでしたし、ほとんど言葉を話しませんでしたけれども、沈黙の間に大変すばらしいご指導をいただいたと思います。

献体、サイレントメンター（沈黙の指導者）

また、田所静枝さんは松居桃楼先生を看取られた数年後、当院で進行がんの治療を受けながら、桃楼先生と同じように最期の日々を過ごされました。そして、最後は献体をされました。献体というのは、医学部の学生の勉強のために体を捧げるわけです。医学生には人体の解剖実習が必須です。そのためには人間のご遺体が必要なわけです。

最近、聞いた話では、台湾ではお坊さんが台北大学の解剖学教室に献体をするそうです。そのお坊さんは、大学で医学部の学生に仏教を教えている。もちろんスピリチュアルケアを教えるわけです。命がなくなるという苦しみは、薬とか手術で治すわけにはいきません。そうすると、ここで役立つものがあったとしたら、それこそが宗教といえるわけなのです。

ところが、日本では医療現場で、まったくその宗教が実践されていません。外国から見ると、奇妙な医療が日本では行なわれているわけです。それが、台湾では大学の医学部の学生にお坊さんが教えていて、その教えていた指導者が亡くなると献体をして、自分の体を学生に解剖させる。体をバラバラになるまで解剖しますから、血管一本一本、神経一本一本、ていねいに解剖するわけですが、その実習を自分の体でもって教える。それをサイレントメンターといいます。「沈黙の指導者」です。

すごいでしょう。それだけの覚悟がやっぱりお坊さんには必要だと思うんです。お釈迦さまも「釈迦牟尼《むに》」(牟尼は沈黙の意味)と呼ばれましたが、そのサイレントメンターの位牌が台北大学の解剖学教室にはずっと並んでいるそうです。位牌には「菩薩」と書いてあるのだそうです。「牟尼」と書いたほうがいいかなと私は思ったのですが、そういう実践が台湾では行なわれていますけれど、日本では行なわれていないのです。

「良いものを選ぶ」方法、科学と非科学(ヒューマニズム=人文学)

「良いものを選ぶ」方法として、私は二つあると考えています。

一つは「科学」。科学というのは「反証可能性」といいまして、実験と観察によって間違いを検証する。間違っているといえることだけを扱うんです。だから、科学は全部、間違っているわけです。間違っているけども、これが一番信頼できる。世界中であら探しをしているのですから、これほど反省を繰り返しているものはありません。ですから、信頼できるのです。

だけど、これには限界があります。その限界は、間違っているということを実験と観察によって検証できることだけしか扱えない、ということです。それ以外のことのほうがはるかに多いわけですから、そこが限界というわけです。

とくに自分の命というものを考えるとき、科学に非ざるものが重要となります。そうした非科学的な問題において、どうやって良いものを選ぶか、良い答えを選ぶかというと、それは古典からです。現在、多くの人がいろいろな本を書いていますけども、今、書いた人のものが百年後、千年後に読まれるかといったら、ほとんどその可能性はないですよね。ところが、お釈迦さまの言葉とかソクラテスの言葉は、二千年以上たっても、世界中の言葉に翻訳されて、そして読まれる。これはいいものだからです。いいものが残って古典となる。ひじょうに厳しい選ばれ方をしたものだと思います。

そして、古典を研究して、いかに生きるかということを考えるのが「ヒューマニズム」という言葉の元の意味です。日本では「人文学」と訳される古典研究です。古典を研究していかに生きるか、これが人文学で、これは非科学です。人文科学というのもありますけど、それは人文学のほんの一部だと思います。科学的な側面も確かにあるでしょうけれども、本当に大事なのは非科学（科学に非ざるもの）の面だろうと思うんです。

私は科学の研究者として、38歳まで国立がんセンター研究所にいたわけですが、そこから大正大学仏教学部に入りましたら、最初は何をやっているのか全然わからなかったんです。それはそうですよね。『吽字義《うんじぎ》』の講読から始まったのですけれども、まさに古典研究ですから、科学の内容とは全然違ったわけです。

最近、浄土宗の研究所の方から、「信者さんから、浄土があるなら証明して見せろ、と言われて困った」という話を聞きました。これこそ、まさに非科学です。浄土があるかないかということは、証明できることではありません。こういう非科学的な問題、実験と観察で反証不可能な問題にこそ価値があるのです。しかし、科学は実験と観察で反証可能なことのみを取りあげるものであり、価値というものを捨ててしまったものです。証明できること（科学）には価値がないのですから、自分の命というものを考えるときに大事なのは、証明できないもの（非科学）なのです。

脳死は「黄泉還り」不可の診断

「脳死」ということを考えますと、古来から日本では「脳死」こそが人間の死だったんです。

イザナギとイザナミの交合によって日本国が生まれて、神様をどんどんつくっていくんですが、火の神を産んだときに、イザナミは産道熱傷で死んでしまうわけです。それで黄泉《よみ》の国へ行った。イザナミが黄泉の国へ行ってしまったので、イザナギは追いかけていって、そしてイザナミに「帰ろう」と言うと、「すでに泉之竈食（よもつへぐい）したから帰れない」とイザナミは言うんです。黄泉の国の竈（へっつい）の料理を食べたから帰れない、と。『日本書紀』や『古事記』に、そう書いてあります。だから、「黄泉還《よみがえ》らない」というのが死んだということで、「黄泉還る」は「蘇る」とも書きます。そして、「泉之竈食をした」ということ、蘇生限界点を越えた（もう蘇れない）ということ、の科学的診断法が脳死判定基準なのです。

ところが、日本を代表するような人文学の大先生が、脳死臨調でとんでもないことを言ったんです。「昔から、心臓が止まったら、人は死んだんだ」と。とんでもない間違いです。何でそんなことを言ったのか。著作もたくさん読ませていただいて、私は教えられるところが多く、勉強させていただいた立派な先生ですが、脳死臨調ではとんでもないことを言ってしまったんですね。

昔は、心臓が何の臓器か、わかっていなかったのです。心臓がポンプだということがわかったのは、1628年。ウィリアム・ハーベイという、イギリスの解剖学者が血液循環説を発表し、そこで初めて心臓が血液を送り出すポンプだというのがわかったのです。それまでは心の臓器だと勘違いされていました。仏教では「心（こころ）」と「心臓」は別に分けて、チッタ（citta）

とフリダヤ（hṛdaya）に分かれていますが、英語や中国語（漢字）では、「heart」とか「心の臓器」といい、心臓はずっと心（こころ）の臓器と勘違いされていたのです。

ところが、それがポンプだということがわかって、19世紀に、心臓が止まるのが聴診器で確認できたりして、やっと「心臓が止まると人は死ぬ」というような考えが出てきたわけです。もともと医学的には「心臓死」なんていう言葉はありません。「脳死」ということが考えられて、世間で「脳死」に対する言葉として、医学用語とはまったく関係なしに「心臓死」なんていう言葉ができてきたわけですが、死ぬということは心臓が止まることではありません。人工呼吸器ができて脳死が実際に問題になったわけですけれども、これは一時的な問題で、携帯可能な人工心臓のいいものがもうすぐできますよね。そしたら、心臓が止まっても人は死なないということになります。

予防接種と祇園祭

それから、予防接種の問題がありますが、今、日本は情けない状態にあるんです。自分たちが良ければいいと考えるのか、自分たちに被害が及んだら困ると考えるのか、住民の反対運動でウイルスの研究もできないんです。世界でも有数のＢＳＬ－４施設が20数年前から筑波にもできて東京と2か所にあるのに、近くの住民が反対して、ウイルスを使う研究ができないんです。日本人の学者はどうやって研究をしているかというと、カナダに行ったりヨーロッパに行ったりして研究しているんです。自分の周りではやるなという、ほかの国では考えられない、無宗教といいますか、エゴイズムといいますか、仏教とちょうど反対のような状況・社会現象が起きているんです。

さて、天然痘の予防接種（種痘）はいつどこで始まったかといいますと、インドで始まりました。ジェンナーが始めたように勘違いしている人がいるし、学校でもそんなことを教えるのですが、マリー・モンタギューがトルコからイギリスに伝えたのです。もともとはインドからアラビアに伝わり、そして、ヨーロッパに伝わった。ヨーロッパに伝わってしばらくして、予防接種をした人の１００人に１人が死んでしまいます。何しろ薬害がすごいですから。けれど、実際に天然痘にかかると、１００人中20～30人、場合によっては50％の人が死んでしまうという場合もあるわけですから、それと比べれば問題とはなりません。

西暦紀元前からインドや中央アジアで、種痘の人痘接種は行なわれていたわけです。それを牛痘でも大丈夫ということを乳搾りの娘から聞いて、薬害を減らしたのがジェンナーなのです。しかし彼は、ひどい人体実験をしました。今だったら、逮捕されて間違いなく刑務所に入るようなやり方をしたんです。

では、現在はどうしているかといいますと、倫理委員会を通して、その後に人体実験をするわけです。人体実験は必ず必要なんです。人体実験を行なっていない医学的な病気の診断とか治療は信用できません。だから、必ず人体実験はしなければならないんです。人体実験をするために、がんセンターなどの研究所や大学では倫理委員会を開いています。世界中の研究機関で行なわれていますが、外国ではほとんど例外なしに倫理委員会の委員に宗教者が入っています。栃木県立がんセンターの倫理委員会はできて20年ぐらいになりますけれども、そこには最初から私が入っていますが、ほかの倫理委員会には、あんまりお坊さんは入っていないんです。外国へ行って聞きますと、欧米では間違いなくキリスト教の神父、もしくは牧師などの宗教者が入っています。そういったところも、ちょっと考えなおす必要があります。積極的にそういうところに参加するような方向に、日本の仏教界も行くべきだと考えております。

夏になると、京都をはじめ日本各地で祇園祭がひらかれますね。私の住む栃木県益子町でもひらかれます。この祇園祭、これは日本では天然痘対策のお祭りだったんです。疫病の流行をしずめるために平安時代貞観期（9世紀後半）以来、全国に4000以上の祇園社がつくられたんです。牛頭天王《ごずてんのう》を祀って無病息災を祈ったわけですが、この話をしていると時間が過ぎてしまうので、感染症一般に関してだけ、話をつづけます。

消毒と細菌

医学の歴史ということを考えますと、昔はお産すると、かなりの頻度で亡くなられるお母さんがいたんです。お釈迦さまのお母さん、摩耶夫人《まやぶにん》（Māyā）も産褥《さんじょく》熱で亡くなられたのだと思いますが、それは手を洗っていなかったからです。ゼンメルワイス（センメルヴェイス）というハンガリー人医師が、手洗いをしないで分娩介助をすることが産褥熱の原因と考えて、オーストリア・ウィーンの産科病棟で医師たちに徹底的に手洗いをさせた。そして、そのとたんに産褥熱が激減した。その証明がされたのが1847年ですから、まだ150年ぐらいしかたっていないのです。

そして、パスツール研究所で知られるフランスの細菌学者パスツールが、それは細菌によるものだという仮説を立て、その後、イギリス人外科医ジョセフ・リスターが消毒を始めたんです。消毒といっても、すぐには受け入れられませんでした。ところが、リスターは複雑骨折の人を助けたんです。骨が折れて外から見える場合を複雑骨折といいます。中でどんなに骨が複雑に折れていても、外に出ていなければ医学用語では単純骨折です。外から骨が見えていると、そこにはばい菌が入って骨髄炎から敗血症を起こして死んでしまう。複雑骨折は死を意味したんです。

ところが、リスターは傷口に石炭酸をかけて足を火傷《やけど》させ、ばい菌を殺した。それをやったときには周りから非難されたけれども、その人の命は助かったわけです。当初、それを最初に理解したのはパスツールだったという話です。

リスターが初めて消毒をした。そういうことが起こったのは、歴史上つい最近のことなんですね。今は爆発的に長寿社会になったわけですが、それまでは、人の平均寿命も30歳代だったと思います。

現代医学

現代医学というのは、これはある意味では、跡形もないぐらい徹底的にあら探しをしてしまった西洋医学の、徹底的な反証なんです。西洋医学とか東洋医学というのは、今はありません。昔、そういうものがあった。今は科学としての医学があるだけです。それは何によっているかというと、実験と観察です。

コホート研究といって、コホートとはローマの軍隊の隊列のことで、戦死しても補充されないのが特徴ですが、初めに集団を登録して、同時に観察を始めるのです。それで10年、20年、30年と、どのような人がどのぐらい生きていて、どのような人がどのぐらい死んだかと、そういうことを観察研究します。さらに医学は人体実験にも基づいています。

だから、正しく観察研究や人体実験が行なわれていない治療法は、信用してはいけません。そういうものを民間療法といいます。民間療法というのは、倫理委員会を通さないで人体実験しているのと同じことですから、信用してはいけません。

しっかりした論文になっているものしか信用できません。医学論文は、論文を受理する条件として倫理委員会を通っている必要があります。その倫理委員会はヘルシンキ宣言とかリスボン宣言とか、いろいろありますけれども、そういったものを満たしているということが条件になります。

『インデックス・メディクス INDEX MEDICUS』という医学論文索引があります。索引といっても、1年間で分厚い本が10数冊になります。ひとつの論文の索引項目は3行か4行ですから、1年間に膨大な論文があるのです。ある論文を否定するようなものが出てくると、その論文を認めるかどうかレフェリーが付きますが、レフェリーは新しい論文が出てきてもなかなか通さないんです。私もレフェリーをやりましたけども、意地悪して通さないのではなくて、間違い探しをするからです。世界中であら探しをしているのが科学なわけです。そのようにしてこの『インデックス・メディクス』に載っている論文の総体こそが、現代医学なのです。これは毎年毎年、変わっていきます。

ヒューマニズム

これに対して、もう一つ医療の根拠として「ヒューマニズム」という古典研究があります。その古典の例として『ソクラテスの弁明』を挙げておきましょう。

ソクラテスは、「間違っていました」と言いさえすれば、死刑にならなかったんですね。約360対140の多数決で最終的に死刑になりましたけれども、ソクラテスは、「心配してくれなくてもいい。私は死ぬのが楽しみだ」と言っています。

「死ぬということは深い眠りから覚めないようだ。もしくは、覚めるとしたら、この世に目覚めたは人はいないから、どこか別世界に目覚める。もし別世界に目覚めるのなら、それもまたすばらしい。先に死んだあの哲学者とあの芸術家と話ができるかもしれない。二度と目覚めない深い眠りだったら、これほどいいことはない。ぐっすり眠れた晩ほど幸せなことはないんだから。目覚めるか、目覚めないか、どっちにしても幸せなんだから、無罪に投票してくれた皆さんは心配してくれなくてもいいですよ」と。

友人のクリトンが、「どうぞ生き延びてください」と脱獄を用意したので、牢から出て生きることができたのに、だけど出て行かない。「もし出て行ったら、私が言ったことは嘘になってしまうじゃないか」と、クリトンは言い負かされてしまいます。

ソクラテスにとって自身の言葉は、自身の命よりも大事だったんです。自分の命よりも大事なものがあったら、それをその人の宗教と言おうと。ソクラテスの哲学というのは、ソクラテスの宗教だったわけです。

私は宗教という言葉をそういう意味で使いたいと考えています。私が言っていることではなくて、宗教学者の先生方がそういうことを言っています。狭い意味では、宗教ということを、私はそういう意味だと考えています。

この『ソクラテスの弁明』を例にして、「自己決定権」ということを言ったのが、イギリスの哲学者ジョン・スチュアート・ミル（主著『自由論』1859年）です。「民主的で正当な裁判で、非の打ちどころがない。だけど、民主的なだけでいいのかどうか。最も尊敬すべき人を死刑にしてしまった多数決はよくない。やはりプライバシーの問題は、自己決定権が尊重されていいだろう」と。

ジョルダーノ・ブルーノとガリレオ・ガリレイ

イタリアのローマの中心に、カンポ・ディ・フィオーリ（花の広場）という広場があります。そこに、ジョルダーノ・ブルーノの銅像が立っています。この人はガリレオ・ガリレイと大学教授のいすを争ったこともある、哲学者で修道士ですが、ガリレオと同じようにコペルニクスの地動説をとなえたんですね。そして、ここで1600年に火あぶりになりました。自説を撤回して「間違っていました」と、この人も言わなかったんです。

地動説を提唱したといわれるコペルニクスは、古典研究者です。キリスト教のお坊さんで、そして医者です。実際には患者さんの診察をするのが仕事だったわけですが、医学書もキリスト教の新約聖書もどちらもギリシャ語で書かれていたので、当時、ギリシャ語が読めないと医者もお坊さんも務まらなかった。ギリシャ語で書かれた天文学の本を読んでみたら、ギリシャの古代の天文学はすごいということで、当時の現代語に訳して1543年に出版したのが、『天体の回転について』です。

その後、これを実際に観察したり実験したりした人の一人ガリレオ・ガリレイは、ジョルダーノ・ブルーノが火あぶりになった10年後の1610年に『星界の報告』を出版して、地動説を提唱しました。これはローマ教皇庁の怒りを買い、宗教裁判が行なわれましたが、たちまち1回目は有罪、でも2回目で無罪になるんですね。地動説を提唱し続けると、ブルーノのように火あぶりになって殺されてしまうから、ガリレオは自説を撤回して「間違っていました」と言ったんです。

このガリレオという人は歴史上、最初に科学を始めたと言ってもいいような人です。ノーベル賞作家でもある哲学者アルベール・カミュの『シーシュポスの神話』の最初に、この象徴的な出来事について書かれています。「ガリレオは命の危険に際し、科学的真理を捨て、間違っていたと言った」と(「ガリレオは重要な科学的真理を強く主張していたが、その真理ゆえに自分の命が危険に瀕するや、いともたやすくそれを捨ててしまった。その真理は、真理だからといって、そのために火焙りの刑に処せられるだけの値打ちはなかったのだ」新潮文庫、清水徹訳)。だけど、カミュさんは私が言っているような意味で書いたのではないと思うんですよね。哲学者ですから、命というのが大事なことだということで書いたと思うのですが、私は違った意味で、ひじょうに象徴的な出来事だと思うんです。「科学が価値を捨てた」、そして「間違いを検証する科学」ということです。

それから、自分の命と比べて、自分の命より大事なもののためだったら、ジョルダーノ・ブルーノやソクラテスのように、「間違っていましたとは言わない」でしょう。『ガリレオの弁明』を書いたトンマーゾ・カンパネッラは、「死刑にするぞ」と脅されても、「間違っていました」と言わないで、35年ぐらい牢屋に入って、ガリレオは正しいと弁明しているのですが、これはガリレオにとってはありがた迷惑だったのです。

このカンパネッラの名前は、『法華経』を大事にした宮沢賢治さんの『銀河鉄道の夜』という小説にも出てきます。カンパネルラは主人公の親友で、先に死んでしまっていたわけですが、主人公はカンパネルラを探して銀河鉄道の旅に出る。宮沢賢治さんは、宗教とは自分自身の命を超えた価値だと考えたと思うんです。死刑にするぞと言われてあきらめてしまったら、それは宗教ではないと思うんですね。そして、これこそが科学の限界なのです。

がんの告知とスピリチュアルケア

『メディカル・トリビューン』（Vol.1, No.15, １９８８年5月16日）が、「米ソ間で“Cancer Summit”・〈癌《がん》の告知〉に大きな差」というポスターを出しています。このときはまだソビエト連邦（ソ連）という国がありました、いまのロシア連邦を中心とした国ですね。アメリカとソ連で、衛星通信を使って「がんサミット」を行なったんです。そのとき、ソ連ではがんの患者さんに本当の病名を言わないというのですが、アメリカでは本人に本当の病名を言うのは当然だと。

なぜそのような違いが生まれたのかというと、病院にお坊さんがいるかどうかなんです。ソ連という国は社会主義国家で、制度のうえから宗教を除いてしまったから、病院にはお坊さんはいない。日本と同じような現象がソ連にはあったんです。だけど、欧米のほとんどの病院にはお坊さんがいます。命がなくなるという、そういう苦しみ「スピリチュアルペイン」のケア、スピリチュアルケアをする人がいるわけです。その大半は何らかの宗教者です。キリスト教社会ではキリスト教の人が多いわけですが、多文化社会のアメリカの場合、たとえばハワイなんかですと、仏教のお坊さんもかなり多いですね。

スピリチュアルケアをする人がいると、命がなくなると告げた場合にも、その後のケアができるわけです。ところが、限りある命をいかに生きるかという問題は非科学ですから、その担当者がいないと、命に関して命を延ばすことしかできないんです。残された時間は短いわけですから、「そんな少しだけ命を延ばすために入院などして時間を費やすことはできない、もっと大事なことがあるんだ」と言う人もいっぱいいるはずですけれど、そのチャンスが日本にはないし、ソ連にもなかったんです。

医者も本当の病名を言っても、その後のケアをしてくれる人がいないと困ることになる。だから嘘をついている。病院で医者が患者に本当のことを言わない、嘘をつく。こんなことがあってはいけないわけですが、どうしてそうなるのかというと、そこにスピリチュアルケアをする人がいないからです。

ソ連は、マルクスの『ヘーゲル法哲学批判序論』にある「宗教は阿片」という言葉を、おそらく故意に誤解して、制度のうえで宗教を排除してしまったんですね。マルクスは、宗教はいらないなどとは一切言っていないですね。この論文を読みますと、「病気の治療で、痛みの原因が治せるのに、痛みの原因を治さずに痛み止めの阿片だけ与えている、それと同じだ。貧困という病気の原因を治さずに、それをほっぽっておいて、その対症療法としてキリスト教という宗教を与えている、それはよくない」と言っています。それでは「原因が治せない不治の病のときはどうでしょうか」と尋ねられたときに、「そのときこそ宗教と阿片が必要だ」と、マルクスは言ったに違いないと思うんですね。

インフォームド・コンセントと自己決定権

当然本当のことを知らせるということを「インフォームド・コンセント」（説明と同意）といいます。情報を知らされない権利というのもあるんですが、情報を知らされたうえでの「自己決定権」の尊重ということです。前述のように、これを最初に言ったのはジョン・スチュアート・ミルです。

たとえば自分の命とか自分の体に関して、自分のものと言えるかどうかというところが問題ですが、キリスト教では自分の命や体は神様が創ったもので、創られたもの（クリーチャー）にはそんな権限はないと考えるわけですが、仏教はどうですかね。仏教もいろいろな考えがあると思いますけれども、無我といいますから、一概にこれは自分のもの、我がものとはいわないのが仏教徒の立場だろうと思いますけれども。

この「自己決定権」という立場は、現在の生命倫理の中心になっています。自分の命や自分の体に関して、他者に危害を加えないかぎり（「他者危害の原則」といいますが）、たとえそれが愚かな、自分の不利になるような選択であろうとも、「愚行権（愚かな行ないをする権利）」と「自己決定権」を有する。これが現在の生命倫理の中心になっていますけれども、これに反対する一大勢力がローマ法王です。だけど、世の中の中心はこっち側の方向に行っています。

それで、たとえばタバコを吸う権利があるかというと、他者危害の原則に反するから、タバコを吸う権利はないんですね。人がいないところでなら吸ってもいいですけれども、共同生活者の心筋梗塞や肺がん発生率も倍にしますから、周りに人がいるところで、タバコを吸う自由なんていうのは考えられないわけですが、日本は世界保健機関（WHO）の勧告にずっと違反してきましたけれども、ひじょうに遅れてやっと2000年を過ぎてから、禁煙が少しずつ進んできました。だけど、いまだに世界の常識からすると、非常識な状態ですね。お寺の境内でもタバコを禁煙にしているところは少ないと思うんです。本来、「境内地禁煙」と全面禁煙にすべきですね。

「リスボン宣言」には、情報を知る権利があるけれども、他者の命の保護に必要とされない限り、知らされない権利もあると。そのためには、「知りたくないですか」ということを前もって聞いておく必要がありますから、私たちの普門院診療所では、文書で機会あるごとに聞くようにしてあります。そうすると、7人に1人ぐらいですが、知りたくないという人も中にはいるんです。いったんわかったうえで、あとは知りたくないと、気が変わる人もいます。

死ぬことを覚悟することが、まさに仏教だと思いますが、それだからといって、「あなたはもうすぐ死にますよ」と、いきなり全員に言ったほうがいいということにはならないわけで、苦しみの緩和に役立たないことは戯論《けろん》といって、お釈迦さまは禁止されました。相手の苦しみの緩和だけを考えて言葉を話す「方便」ということが、大事だと思います。

宗教的支援を受ける権利

それから、「宗教的支援を受ける権利」というのが、リスボン宣言の最後にあって、世界では保障されている権利なわけですが、日本にはないんですね。病院に入ってしまうと、そこに菩提寺のお坊さんが来ないという状態です。

いろいろなケア、たとえばスウェーデンに行きますと、図書館の職員が病室まで本を届けに来るんです。日本だと図書館の職員は、本が読みたければ図書館に来てくださいという状態でしょう。これはどっちが常識だと思いますか、日本のほうが非常識だと思うんですよね。スウェーデンの官立図書館は職員が病室へ行って、図書館まで歩いてくることができなくなってしまった人に対して、どんな本が読みたいかというのを2週間ごとに病院を回って、一人ひとり聞いて歩いて、届けに行く。

キリスト教のお坊さんもそうなんです。病院の待合室に聖書がいっぱい置いてある。「その聖書はどこから？　これは病院で買ってるんですか？」と訊いたら、病院は特定の宗教だけの本を買うなんていうことはしないわけですが、近くのキリスト教会の人が待合室に本棚を置いて、そこへ補充していくんです。これからがんの告知を受ける、もしくは「あなたはアルツハイマーです」と認知症の告知を受ける、これから夕陽が沈むように人生の最期を迎えます、というような厳しい話を聞かされる場所で待っている患者さんが、聖書を読んでいるわけですよ。そういう支援が行なわれているのです。

東京・浅草の浅草寺病院には、待合室の隣に観音菩薩像があります。新しくなった病院に職員を連れて見学に行って、私が写真を撮ろうと思ったら、ちょうど人が来てお参りしているんですね。私たちの老人保健施設「看清坊」にも、観音菩薩像と両部曼荼羅《まんだら》があります。この観音菩薩像は鎌倉時代に造られた聖観音菩薩像で、私たちの西明寺には鎌倉時代の仏像10体がありますが、そのうちの1体を老人保健施設に移して、利用している人たちがここでお参りできるようにしてあります。

イタリアのスピリチュアル・ケアワーカー

イタリアの話ですけども、ティベリーナ島という、ローマを流れるテベレ川の中州に、古代ローマからの病院があります。この建物は600年前に造られたそうですが、ここはもう2000年前から病院なんです。イタリアの病院では、法律で100ベッドに1人スピリチュアル・ケアワーカーを置かなくてはいけない。もちろん、この人の給料も医療費からまかなわれます。病院には、配置した職員に見合っただけの医療費が支払われないといけないですから。

イタリアの場合には医療費の個人負担はゼロです。だけど、医療費全体としては日本よりは高いのです。日本は先進国の中では、最低の医療費でひじょうに少ない人数で医療を行なっているので、スタッフの数はアメリカと比べると5分の1から15分の1、ほぼ1桁《けた》違うんです。アメリカの場合には、お坊さんもいれば、弁護士もいる。いろいろな専門家が病院の中にいて、患者さん1人のケアにたくさんの人が携わっているわけです。それだけの人の給料を払う分の医療費が必要ですから、医療費はやはり日本の10倍ぐらい高いわけです。アメリカの場合には、保険制度がひじょうに貧弱ですから、自己負担が高いのですが、イタリアの場合には通常の診療を受ける場合、特別なことを要求しなければ、病院に入って本人が払うお金というのは、たとえ日本人が旅行中に病気になったり、ケガをして病院に入った場合でも同じだそうですけれども、食事代と部屋代だけです。薬代とか手術代、そういったものは全部何らかの公費、もしくは保険で出るようになっているわけで、自己負担ゼロです。

そういった中のケアワーカーの一人として、スピリチュアル・ケアワーカーがいる。このスピリチュアル・ケアワーカーにいろいろ話を聞いてきて、状況がわかりましたけれども、やはり日本の状況とは全然違うんです。イタリアのスピリチュアル・ケアワーカーのほとんどがカトリックのお坊さんです。彼らがどういうふうにして資格を得るかというと、大学で通常の神父になるのに6年勉強するそうですが、そのあと2年間医療に関する勉強をして、スピリチュアル・ケアワーカーの資格を得る。ちょうど日本の制度からいえば、ドクターコースを修了したような人が各病院やホスピスとか、人が死ぬ現場に配置されて、「自分が死ぬ」という苦しみ、薬や手術では治せない非科学的な苦しみのケアに当たっているわけです。

日本でも、人が死んでいく現場にそういった人を配置するには、現在の制度を変えていくということも必要だと思いますけれども、やはりお金の問題も重要です。台湾の場合はどうしているかというと、財団がやっているらしいです。女性ですけれどもすごい僧侶がいて、日本の大学で勉強して台湾に帰って、その財団を立ち上げた。いろんなところから表彰を受けて授賞式があっても、「私の命は患者さんのために、死んでいく人のためにあるから」と言って、絶対に行かないのだそうです。もしノーベル賞をもらったとしても、授賞式に出席しないかもしれません。そのような人が立ち上げた財団にどんどん寄付が集まって、その寄付でお坊さんたちが医療現場に行って、亡くなる人のケアをしている。そういう状況があるようです。

ローマの病院にはキリスト教の礼拝堂が併設されています。私が訪ねた病院にもりっぱな礼拝堂がありました。そこは病院のなかで一番いいところにありまして、入口のそばなんです。さらに、4階の病棟の横にも礼拝堂があるんですよ。重病でこれから死んでいくという人が1階の大きな礼拝堂までは行けないので、4階には小さい礼拝堂がある。私がここを見学して、説明を受けている間に、前のほうに女の人が、この人はどうも医者みたいに見えましたが、じっとしているんですね。この人の患者さんが重病で死にそうで、ここで嘆いていたのかもしれません。

アメリカのスピリチュアル・ケアワーカーに聞いたときには、患者さんが5、医療従事者が1の、5対1の割合で医療従事者のスピリチュアルケアに関わると言っていました。けれど、このローマの病院では4対6で、医者や看護師の悩みの相談・苦しみの相談にのることのほうが多いと言っていました。やはり医療現場では人が死んでいくわけで、その死んでいくという悲しみ、そのケアというのは科学ではできないことですから、科学の専門家である医者はその場では何の役にも立たない。もし役に立つとしたら、その医者が宗教家として働く、そのケアに当たるのだと思うんです。実際に日本では、そういうことをしている医者がけっこういます。だけどこれは、私は医者の仕事ではなくて、お坊さんの仕事だと思います。

スピリチュアルケアと仏教

「スピリチュアルペイン」という言葉の説明をしたいと思います。自分が死ぬという、その苦しみです。まさに仏教の課題そのものだと思います。「命がなくなる」、「死ぬ」。仏教の悟り、お釈迦さまの悟りは「不死」といいますが、死ぬという苦しみを解決したというのがお釈迦さまで、そしてそれを説いたのが仏教。お釈迦さまが「四苦八苦」を総括した第八の苦、「五蘊盛苦《ごうんじょうく》」なんて習ったんですね。だけど、このまま素直に訳せば、「五取蘊苦《ごしゅうんく》」ですよね。お釈迦さまは「四苦八苦」を総括して、「五取蘊苦」であると。

「色・受・想・行・識」。この自分というこだわり、自分のものというこだわりの五つの要素の集まり。「蘊」というのは、腕とか枝という意味かもしれませんが、集合の要素ですよね。その「取」は執着ですから、五つの執着。「スピリチュアルケア」は、自分が死ぬという苦しみの「緩和」です。生まれたときから仏教は「五取蘊苦」の治療ですから、「老・病・死」、老人と病人と死人を見て出家したというお釈迦さまの出家のときから、そして説法された四諦《したい》からしても、「スピリチュアルケア」そのものだと思います。

仏教は「スピリチュアルケア」として、現在の仏教文化圏に医療と一緒に広まって、そして明治以降、日本で特殊な状況が起きて医療と離れてしまった、というのが現状だろうと思います。「ケア」という言葉は、これも多くの人がいろいろなことを言いますけれども、もともと医療においては「治療」という意味なんです。「care」と「cure」は違うんだ、なんてことを言う人がいますね。「cure」は「治癒」で、「care」というのは治すことは目的としていないなどと。しかしそんなことはないんですね。医学的な言葉ですと、重症治療もケアなんです。

「care」も「cure」も、もともとはラテン語の「cura」で、「世話をする」とか「注意する」「心配する」、また「牧師」という意味もあるようですが、梵語では仏教の「修行」という言葉と元は同じ言葉のようです。「世話」という言葉もありますが、こちらはサービスと同じなんです。「sevā」の当て字ですから、「sevā」は英語だと「serve」「service」とか。

バチカンの医療司牧国際会議に参加して

ローマ教皇庁の医療に従事する人の勉強会というのがあります。これは医療司牧国際会議とか、インターナショナル・カンファレンスなんていう名前で案内が来るんですけれども、実質的には医療に関係している宗教者、神父さんやシスターたちの勉強会なんです。世界中、80か国から

800人ぐらいが集まってきます。カトリック、ローマ教皇庁は、世界中に10万8000の病院があるのですが、そこへ神父とかスピリチュアル・ケアワーカーを派遣しているわけです。

浅草寺さんもすごいですね。蟻の街の人たちも浅草寺病院で無料診療を受けたわけですが、話を聞きますと、いまだに無料診療されているんですね。坂東の札所会でお伺いしたときに雑談の中でよく聞かされますが、今でも3割の人が無料なのだそうです。一般の人から苦情が出て、「お金を払わない人は臭いから待合室を別にしろ」とか、「順番を、金を払った人を先にしろ」と言われるけれども、浅草寺ではそれを一切聞かずに、一緒に全部公平に扱っていると。すごい話ですが、私は浅草寺が病院にお金を出すのは問題ないことで、当然とも思うのですけれども、それが日本の宗教法人法で、監査のとき問題になってしまうという、おかしな状況なんですね。

バチカンなんかは、莫大なお金を世界中の病気で困っている人のために出している。それに類することを日本でやろうとする浅草寺は、逆に行政から締め付けがくる。とんでもない話だと私は思うんですが……。

このカトリックの宗教者の国際会議は3日間開かれまして、たとえば「緩和ケア」ということをテーマにして、そのテーマについて30人ぐらいが話すんです。私はこの会議にどういうわけか、合計4回招待されました。

最初のときは、全日本仏教会に、誰か一人、講師の派遣をということで案内が来ました。私はとても小さな診療所で昼も夜も休みなしに、日曜日も何も休めない状況で毎日おりますから、どこへ行くときも全部日帰りだったんです。ローマまで行ったら何日間か休まなくてはいけないので、そんなことは不可能だと最初はお断りしたのですが、協力してくれる医者が何人か出まして、留守番するから行って来いということで、バチカンで仏教の話をさせてくれるというので喜んで行ってきました。

1回行きましたら、その後も招待されまして、バチカンではローマ教皇庁の巨大な礼拝堂、てっぺんまで200メートルもあるようなサンピエトロ大聖堂で、ただ一つだけ知っているラテン語の文章でお祈りをしてきました。世界中の誰でも知っている「健全なる精神が健全なる身体に宿るように……」というものです。これは古代ローマのユウェナーリスの言葉ですが、それ以外はお祈りしてはいけないというんですね。

人間に許されたお祈りは何かというと、「健全なる精神を与えてください」。健全なる精神とはまさに緩和ケアの精神で、死ぬ恐れをもたず、どんな苦しみにも耐えられて、決して怒らず、と。宮沢賢治さんみたいですね。『法華経』にも通じるのではないかと思いますが。健全なる身体には、このような健全なる精神はなかなか宿りがたいですね。不治の病で残り少ない命を生きている方の中にこそ、素晴らしい精神の持ち主がおられます。

「緩和ケア」について

会議ではWHOの緩和ケアの担当者セシリアさんが、「緩和ケア」というのはどういうものかを最初に話しました。「クォリティ・オブ・ライフ（QOL）」、翻訳にいいのがないのですが、必ず死んでいく病人とその家族の、生命と生存と生活、それの質的内容（クォリティ）を高める治療をいいます。

その中にはいくつかの柱がありまして、その一つは身体です。身体の痛みを取る。身体の痛みは何のために取るかといいますと、「スピリチュアルケア」の準備段階ですね。身体が痛いと、痛いのを我慢しているだけになって、ほかのことは考えられないですから、これから死んでいくための準備をするなんていうことはできないですね。まず身体の痛みを取る。身体の痛みが取れると、それまで隠れていた他の苦痛が出現する。

つぎに「エモーショナルケア」、情緒的ケアです。これは家族とか看護師なんかが担当するでしょう。そして「社会的ケア」、社会的ケアをするにしても日本の病院の中にはソーシャルワーカーも充分いないし、弁護士もいないですよね。ひじょうにお粗末な医療が日本にはあるわけです。

そして4番目、これこそが本命で「スピリチュアルケア」です。自分の命がなくなるという苦しみに対するケアです。まさに仏教的ケアだと私は思います。できるだけ早い時期に開始する。残り少なくなってからの終末期ケアではいけないということです。そして、ＷＨＯのデータを聞きましたけれども、日本は先進国中では最低のオピオイド消費量だそうです。オピオイド（阿片類縁物質）というのは、麻薬性の鎮痛剤です。まだ日本では「痛い、痛い」と言って死んでいく人が多い。宗教者の参加の度合いというのは、このＷＨＯのデータとしてはなかったですが、もしそれがあったとしたら、参加した約80か国中、日本は最低だったろうと思います。何しろ日本では、お坊さんが病院の中にいないわけですから、ほかの国ではみんないるのに。

「安楽死」について

「安楽死」についての講演もありました。「Euthanasia」ドイツ語だとオイタナジーといいますが、英語だとユーサネシアですか、この安楽死というのは、どんなものか。これも難しい問題ですね。「安楽死させてくれ」と言い続けて、私のところへ誰か来たとします。けれども、私はどうしたらいいですか。話を聞いて、してあげるかもしれません。そうすると、間違いなく日本では逮捕されます。しかし、これは現場から離れている人が批判するべきことではないと、私は思います。

実際に「安楽死」に関連して医者が逮捕されていますけれども、この逮捕されている原因の一つは、日本の病院の現場に坊さんがいなかったからです。本当は、お坊さんがその現場にいて、お坊さんが責任を取るべき問題だと、私は思います。これは医学的な問題ではないんです。科学的な問題ではないんですね。人が死ぬという問題ですから、非科学的な問題です。人が死ぬというとき、そのときにどうするか、日本だと「安楽死」をさせると殺人罪になるんですね。

私もこの「安楽死」に関連して、本人と家族が望んだ尊厳死を認めたということで、第三者から殺人罪で告発されました。検察庁に何度も呼ばれて、取り調べというのを受け、最終的には不起訴処分ということになったのですが、10年ちょっとの間、保留になっていました。本人の「自己決定権」を尊重する、そういう立場から、あらゆる生き方を尊重するという仏教の曼荼羅《まんだら》の考え方をすると、本人が本人の生き方、本人の宗教として、そういう生き方を望んでいたとしたら、それをやはり助ける立場にあると思います。

「緩和ケア」と「安楽死」との違い

「緩和ケア」と「安楽死」とどこが違うかといいますと、「緩和ケア」では苦しみを取るのに最小有効量の薬を使うんです。それをどんどん増やしていくと死んでしまうわけですが、完全に致死量を使うのが「安楽死」です。

「安楽死」についての講演があったローマ教皇庁での国際会議の最中に、ローマ法王が「あらゆる種類の安楽死に反対する」という声明を出しました。この会議出席者のオランダの緩和ケアの医者と話をしましたが、オランダでは「安楽死」は当たり前のごとく行なわれているんです。どんどん法律も変わっていくということでした。自分で自分の死に方を決める、そして積極的に死ぬという、そういうことが実際にたくさん行なわれています。

釈迦が説いた教義

お釈迦さまの教義をまとめた「四諦」は、「苦集滅道《くじゅうめつどう》」。病気になぞらえて、病気（苦）と病気の原因（集）、それと治癒（滅）と治療（道）、これらを「苦集滅道」にまとめられました。

その「苦」ですが、思いどおりにならないという言葉ですよね。「四苦八苦」の「四苦」は「生老病死」。最後に、すべての苦をまとめると、「五取蘊苦《ごしゅうんく》」だと。さっきも言いましたように「五蘊盛苦《ごうんじょうく》」という言葉をよく聞かれると思いますけど、あれは誰が言ったのかはわかりませんが、間違いだと思います。

「五取蘊苦」、五つの執着の集まり。「この体は我である。我想うゆえに我あり。この想っている想いが我がものである。この体が我がものである。我執という五つの集まり、こだわりの集まり、我という執着に総括される」と、お釈迦さまは言った。その「我がなくなる」ということ、思いどおりにならない、その苦しみ。

その苦しみの原因として、カーマ（kāma、性愛）とババ（bhava、生）とビババ（vibhava、死）。カーマはエロスですね、子供をつくる欲望、男女の愛欲。そしてババ、生き続けたいという渇愛。そしてビババ、死ぬ渇愛、自殺する渇愛。それらの渇愛から苦が生じる。この「生殖」と「生存」と「死」という、これは生命の三要素なんですね。だから、生きているということに根本的に関わっている、ここから苦しみが生じると。

渇愛の制御が「涅槃《ねはん》」で、その渇愛を制御して生きる「八正道《はっしょうどう》」。「八正道」の「正」はサンマー（sammā）ですよね。「三藐三菩提《さんみゃくさんぼだい》（samyaksambodhi）」の三藐、「完全に」という意味で、正しい・間違いの「正」でもなければ、善悪の「正」でもないですよね。八つの次元で「完全に」渇愛を制御して生きる。

そして、「筏の譬喩《いかだのひゆ》」。筏は「隠喩」すなわち「メタ・ファー」、超えて（メタ）運ぶ（ファー）」、まさに筏です。彼岸に渡る。彼岸に渡ったら仏法も捨てる。仏教は仏教にもこだわらない。自分自身にこだわらない仏教は、仏教自身にもこだわらない。あらゆる執着を離れる。「執着を離れる」という教義にも執着しない。

仏教は執着を離れるのだから、「命にこだわって臓器移植まで受けても生きるなんていうことはやめなさい」とも言わないわけです。相手の生き方を尊重する。自分の主張にこだわらないで、相手の苦しみを除く。

般若心経とスピリチュアルケア

『般若心経』の「心」、これは「心臓」です。フリダヤですから、「真言」という意味ですね。「般若菩薩の真言」です。心のチッタとはまったく関係ない言葉ですが、誤解されることがよくあります。般若波羅蜜多時（プラジニャー・パーラミターヤーム）は処格ですから、「般若波羅蜜多において」です。それで「iha」と続きますから、「ここで」は「到彼岸（般若波羅蜜多）においての話ではなく、座禅が完成した般若波羅蜜多において、の話です。

あらゆるこだわりがない、「苦集滅道」にもこだわらない、お釈迦さまの「四諦」にもこだわらない、まさに筏の譬喩、到彼岸の智慧（般若波羅蜜多）です。そうなった状態。それは「五蘊《ごうん》皆空《かいくう》」ですから、我執が「空」の状態、すなわち「スピリチュアルケア」です。

それを、これがいいことだからと押しつけたら、逆に苦しみを増やしてしまうことになります。

そこは「方便」で、実際にはひじょうに難しいことだと思いますけど、ただ、そばにいるというだけでもいい、沈黙は大事だと思います。

これから「あなたの命はなくなります」という大変な言葉を聞くときに、周りにお坊さんがいるというだけでいいと思うんですね。西洋のスピリチュアル・ケアワーカーを務めている神父さんたちは、そういうふうにしているんです。「大学で8年間勉強したから、知識はあるけれども、いろんな知識は確かにあったほうがいいが、その新米のスピリチュアル・ケアワーカーは全然役に立たない」というふうに言っていました。

それは医者も同じですね。学校を出て、医師免許を取ったばかりの医者は何の役にも立たないです。現場で先輩がしごいて、何年もかかって、やっと一人前になる。スピリチュアル・ケアワーカーも同じだと思います。やはり死んでいく人に教わっていく、患者さんから教わっていくという立場が大事だと思うんです。

ローマのスピリチュアル・ケアワーカーの話ですが、「最も大事なのは修行だ」と言っていました。やはり「自分が死ぬという覚悟ができている人でないと、だめだ」と。「その修行として一番いいのはやはり死んでいく人のそばにいて、死んでいく人に付き添って、それで必ず自分もこうやって死んでいくのだということを覚悟できる。そうなるためには現場で何年もかかる。その行が大事なのであって、それ以前にキリスト教の修道院でやっていたような修行は前行にすぎない」と言っていましたね。

本物の修行は修道院でするのではなくて、現場で、一対一で死んでいく人に立ち向かって、そして自分が覚悟する。そうすると初めて、自分も死ぬ存在なのだという立場から、死んでいく人に接することができる。新米のケアワーカーが知識をひけらかして、いわゆるキリスト教の布教活動みたいなことをしてしまったら、相手を苦しませることになってしまいますから、そうではなくて、本当に相手の身になって、そして相手の苦しみ、死んでいくという苦しみを除く、そういうことができるようになる、と。

「平等」と「グリーフケア」

「平等」、まさに自分というこだわりがなくなった状態を平等といいます。お釈迦さまの「智慧」ですけれども、この「智慧」としての「平等」が外国語の翻訳語に使われて、今、違った意味で使われています。

自由主義の平等というのは、自由競争に参加するチャンスの公平性という意味で、誰でも一番になるチャンスを与える。一番じゃないとだめなんですね。一番しか相手にされないんです。競争入札でもそうです。二番になった人は、仕事は取れない。だから、絶対一番にならなくてはいけない。

しかし、仏教の平等はそうではなくて、他人の苦しみを自分の苦しみと考える。他者を自分と差別しない。そうすると、あらゆる生き方を肯定するという「曼荼羅《まんだら》」になります。

弘法大師の話をさせていただきますと、『秘密曼荼羅十住心論』ですが、妄執（劫《ごう》、カルパを善無畏三蔵が妄執と解釈した）を離れた度合いで人の生き方を10項に分けました。曼荼羅の真ん中の仏は自分というこだわりがまったくないので、たとえば、周辺の泥棒するような人、そういう人も平等なんです。

もともと日本の病院はお寺でした、お寺は医療も行なっていたわけですね。「臨終行儀」も発達しましたけれども、明治維新で廃仏が行なわれ、お寺の参加が禁止されてしまって、それで医療の現場のみならず、日本のあらゆる社会からお坊さんがいなくなってしまった。だけど、民主主義の現場であれば、たとえば、アメリカの議会ではアスピレーションといって、最初にお坊さんが話をするわけですね。大統領の就任式といっても、必ず宗教者が中心で行なわれる。日本では憲法の条文にはアメリカ型の言葉が書いてあるけれども、実際には宗教が世の中から排除されてしまっているというのが現状だと思います。

だけど、たとえば、「グリーフケア」ということを考えても、私は「死別悲嘆のケア」というふうに訳していたのですが、日本語の古文書も読めるニューヨーク州立大学のマーク・ブラム教授に話を聞くと、「日本語にはグリーフという言葉がない」そうです。だけど、お葬式は「グリーフケア」だし、法事も「グリーフケア」だと私は思っています。

グリーフケアは「愛別離苦」のケアです。私は、お釈迦さまのキサー・ゴータミーの例もあり、これはもう仏教に直接関係あると思いますけれども、亡くなる現場にいなかったら、ちゃんとできないのではないかと思うんです。お葬式をするにしても、死んでから関わったのでは、本物のグリーフケアにはならないと思います。お葬式はグリーフケアだけではないとは思いますが、お葬式のかなりの役割としてグリーフケアもあると思いますね。

そうすると、もちろん檀家さんとして普段お付き合いがあったかもしれませんけれども、やはりできるだけ早くから、病院に入院したときから、病院でずっと看ていて、死ぬまでそこで付き添って、そして、それでお葬式につながるという形、そのほうが望ましいのではないかと思います。

III

藪医迷僧の診療説法

（『寺門興隆』連載「２００３年１月〜２００６年１月」、一部改変して転載）

科学と非科学――医療と仏教

〔2003年1月〕

後ろめたい話

「何か知っていて役立つ医療知識を、なるべく楽しく、抽象論議などは控えめに」という原稿依頼だが、私には難しい注文だ。苦しむ人との付き合いの毎日だから、楽しい話など思いつかない。

以前テレビで中坊公平さんが言っていた。「医者と坊主と弁護士、この三つの職業は人の苦しみで飯を食っている。だからある種の後ろめたさを感じた聖職でなければならない」と。中坊さんは弁護士一つだけれど、私は医者と坊主の二つだ。2倍の後ろめたさを感じなければならない。

現代医学

西洋医学という言葉がある。この言葉を聞くと私は何となく嫌な気分になる。東洋医学という言葉も同じだ。これらの言葉を私が使う場合、私は過去の歴史上の言葉としてしか用いない。科学である現代医学に西洋も東洋もないからだ。

しかし、これらの言葉が、現在でも西洋と東洋に別の医学があるかのように勘違いして使われることもある。この他に代替医療や民間療法などという言葉もある。もちろん、これらの言葉の意味をよく知っていれば問題はない。しかし間違うとたいへんな被害を受けることがあるので、注意が必要だ。実際これまで、そのような被害の相談をたくさん受けた。

お釈迦さまの出家の理由「老・病・死」という問題は、現代では医療従事者以外の人びとの目には触れにくい状況にある。しかしこの仏教の根本問題は、お釈迦さまの時代と変わらず現代でも、本人の思いどおりにはならない。いつまでも若く元気で死なない人などおらず、人の死亡率は相変わらず100％だ。しかし病気の治療に関しては、お釈迦さまの時代よりも現代のほうが優れている。現代医学の特徴は、科学という批判方法にある。良いものを選ぶ方法として、実験と観察というテストで間違いを探す。間違っていることがわかったら、その知識を捨てる。科学以前の時代では、間違った知識とともに心中していたわけだ。

人体実験

「科学に反することを探し続けること」こそが、科学なのだ。世界規模で間違い探しを続けることで、常に進歩している。そこで問題となるのが、人体実験だ。人に関する科学にとって、最終的には人体実験が不可欠だ。そして人体実験は、倫理委員会で充分な審査を受けなければ行えないようになっているし、倫理委員会を通っていない研究論文は、受理されない。

論文は審査員によって厳しく審査され（間違い探しが行なわれ）、合格しなければ拒否される。このような論文の蓄積全体が、現代医学なのだ。この厳しい科学の土俵に乗らないで行なわれている民間療法や代替医療は、倫理委員会を通さず結果の公表もせずに人体実験をしているようなものだから、きわめて危険だといえる。

このことをよく理解していないと、現代医学で良い治療法がない場合に、インチキ医療の被害を受ける可能性がある。民間療法を勧める人も、悪意からではなく善意で、病気を治してあげようと思っているから、事は難しくなる。民間療法が効くという根拠は、厳しく批判された人体実験の結果ではない。もしそうであれば、それは現代医学の知識として世界中で利用される。民間療法の宣伝根拠は、多くの場合、治った事例報告と理屈だ。どちらも科学的根拠ではない。治った人の事例がどんなに多くあっても、効くという証拠にはならない。治らなかった事例のほうが重要なのだ。

また、科学では理屈を言うことも捨ててしまった。

日本に蘭学として入ってきたころ、西洋医学では、たとえば、吐き気を催した患者には吐剤を与えた。「自然が吐かせようとしているのだから吐かせたほうがよい」という理屈だ。もちろん、現代医学では吐剤など使わない。逆に吐き気を止める薬を使う。ただし、タバコを食べてしまったとか、何か身体に悪いものが胃の中に残っているような場合は別だ。そのときは、そのものを吐き出すような処置をする。

吐き気を起こす原因はたくさんある。たとえば車酔い、この場合は内耳の平衡感覚器官が刺激されて吐き気が起きる。つわりの吐き気は子宮の刺激だ。どこが刺激されても吐き気は起きると言ったら言い過ぎかもしれないが、胃内容が吐き気の原因であることは少ない。しかし現代でも、吐き気があると「胃が悪い」と思い込む人がいる。

「自然は良いもの」という迷信は、根強く残っている。しかし、自然ほど危険なものはない。科学以前の方法では、それが原因で何十年もたってから起こる病気のことなど、わからなかったのだ。科学によって、現代人の平均寿命は飛躍的に延びて、長寿社会を迎えることになった。

非科学的なもの

科学で扱える問題、それは間違っているかどうかがテストできる問題に限られる。科学で扱える問題を、科学以外の方法で解決しようとするのは愚かなことだ。しかし、科学で解決できない問題もたくさんある。科学は、価値や善悪の問題を扱えない。非科学の重要性がここにある。

では、間違っているかどうかがテストできない場合、どのようにして良いものを選ぶことができるだろうか。それは古典研究だ。学者たちによる批判研究の長い歴史を耐えて残った文献である古典を参照して、私たちは非科学的な問題の解決を図ることができる。

遺伝子診断と差別――生まれる苦しみ

〔2003年2月〕

「生」という苦

芥川龍之介作『河童《かっぱ》』は、1927年（昭和2）に書かれた。物語は認知症の主人公によって語られる。「けれどもお産をするとなると、父親は電話でもかけるように母親の生殖器に口をつけ、お前はこの世界へ生まれて来るかどうか、よく考えた上で返事をしろ、と大きな声で尋ねる……すると細君の腹の中の子は多少気兼ねでもしていると見え、こう小声に返事をした。僕は生まれたくはありません。第一僕のお父さんの遺伝は……」。

人間の誕生は本人の思いどおりにはならない。お釈迦さまは、思いどおりにならないこと（苦諦《くたい》）の最初に「生まれること」を説かれた。「生」という苦は、お釈迦さまの時代と比べると、現在大きく様相を変えつつある。

愚かな行ないをする権利

私が好きな愚行権は、自己決定権の五要素の一つだ。⑴判断能力のある成人は、⑵自分に所属するものごとについて、⑶他人に危害を加えないかぎり、⑷たとえ愚かな選択であっても、

⑸自己決定権を有する。私の曾祖父の名は太愚という。私はこの名前が気に入っていて、密かに太愚四世と自称している。太は大大の意味だから大大愚で、痴呆とも共通点がある。

ある遺伝子診断に関する研究が、先日倫理委員会で次回再審査となった。私が判断保留にしたのは、血縁者に診断結果を知らせるか否かを、検査を受けた本人の自己決定に委ねるという点だった。はたして自分の遺伝子は自分のものと言えるのだろうか？　同じ遺伝子をもっている家族との共有ではないだろうか。世界保健機関（ＷＨＯ）の指針でも、治療法がある場合に遺伝的危険性をもっている血縁者に告知をすることは倫理に反しない、としている。この遺伝子診断に関連して、アメリカではすでに医療保険や雇用での差別の実例が報告されている。日本でも今後、遺伝子診断で患者予備軍とされた人の生命保険が心配される。

アルファベット2億5000万字相当

ヒトゲノム（ヒトのＤＮＡの総体）には約30億の塩基対があり、４種の塩基３個で１文字６ビットだから、全体は2億５０００万バイトに相当する。遺伝子の数は6～７万（その後２万くらいに訂正された）といわれている。20年くらい前から遺伝病に関連する遺伝子の情報が蓄積されてきたが、遺伝病の子供をもつ両親が次の子供の出生前診断を希望する場合が問題だ。出生前診断は、羊水穿刺《せんし》や絨毛《じゅうもう》生検により検査する。これらの検査は比較的安全で、また診断の精度も高いようだ。

優生思想

患者本人のためでなく、親や家族や社会のために医療を行なうのが優生思想だ。「しかし両親の都合ばかり考えているのはおかしいですからね」と河童は言う。河童の世界では「遺伝的義勇隊を募る！　健全なる男女の河童よ！　悪遺伝を撲滅するために不健全なる男女の河童と結婚せよ！」と、ある意味で優生思想と逆の立場だ。これは一概に愚かな行ないとは言い難い。不都合な遺伝形質をもつ子供を産まないようにすると、遺伝子の多型性を減らしてしまう。遺伝子の多型性は進化や種の存続に必要と考えられるので、優生思想には人類の種の存続を危うくしかねない自己矛盾がある。遺伝病保因者が子供をもつ権利や、生まれるはずだった子供の人権についての配慮も必要だ。優生保護法は１９９６年改正まで（遺伝病でない）ハンセン病の不妊手術を認可していた。出生前診断が優生思想とは限らないが、遺伝病撲滅が目的で障害者差別が助長されるという心配もある。一方で、障害を個性としてとらえようとする社会福祉の新しい動きもある。

医療倫理と七仏通戒偈

ＷＨＯの遺伝医療に関する指針を読むと、私は七仏通戒偈《しちぶつつうかいげ》を思い起こす。「諸悪莫作《しょあくまくさ》（一切の罪を犯さないこと）、衆善奉行《しゅうぜんぶぎょう》（善にいたること）、自浄其意《じじょうごい》（心を浄化すること）、是諸仏教《ぜしょぶつぎょう》（これがもろもろの仏の教えである）」だ。

昔、坐禅中の唐の巣力という僧侶を、高名な詩人李白がからかって言った。「何をしているのか？」「仏教の心の制御」「仏教とは何か？」「諸々の善いことをし、悪いことをしない、これができるように自らその心を清らかにする、これが諸仏の教え」「悪いことをせず善いことをするなど、7歳の子供でも知っているぞ」「7歳の子供でも知っていることだが、私は70になってもいまだにできない」

医療倫理の原則で、「諸悪莫作」に相当する倫理規範は、危害を加えないという原理だ。「衆善奉行」は、個人および家族の福祉を最優先させるという原理。「自浄其意」は、人びとを公正かつ公平に扱うこと。諸仏の教えは対機説法《たいきせっぽう》であり、自己決定の尊重に通じる。

遺伝データは、本人の承諾なしに、保険会社・雇用者・学校・政府機関などに伝えてはならない。保険会社等はテストの結果にアクセスしてはならない。健康状態に直接関与しない検査結果、たとえば配偶者が実父でない事実等は開示しなくてもよい。等々が指針に含まれている。

認知症とお彼岸介護――老いる苦しみ

〔2003年3月〕

四門出遊伝説

前回紹介した物語『河童《かっぱ》』の主人公は認知症だった。認知症、それは高齢化が進んだ現代、年老いての主な苦しみの代表だ。四門出遊《しもんしゅつゆう》伝説によると、お釈迦さまは東の門から城外へ出ていって一人の老人に遇《あ》った。その老人は老衰のあらゆるさまをあらわし、脈絡はふくれ、歯はかけ、皺《しわ》だらけで、杖《つえ》をついてよろめき、手足がふるえていた。当時はまだ、認知症は主要な老苦ではなかったようだ。

介護保険

高齢者の約7％が認知症になる。認知症は病気であって、正常の老化現象とはまったく違う。正常老化に伴う物忘れでは、思い出すことが難しくなる。病的な物忘れでは、記憶の一部が消えてしまう。トイレの使い方等の簡単なことを忘れ、どうしたらいいかわからず不安に苦しむ。しだいに脳が衰えて、ついには動くこともできなくなる。夕日が沈むように人生の最期を迎える。

介護保険の対象は老化に伴う身体障害と認知症だが、日本では認知症の早期発見対策がなされていない。健康診断が行なわれているのは身体の病気だけだ。がんや心臓病は進行してからでも、本人への説明と自己決定が可能だ。しかし認知症が進むと説明は理解できなくなり、判断能力もなくなってしまう。認知症こそ、早期診断と本人への早期病名告知が必要なのだ。

餓鬼道《がきどう》でなくても、食べられないで苦しむ

ある認知症の女性がしだいに食事を摂れなくなり、衰弱して死亡すると思われた。本人は説明を理解できないので、病状の説明は家族に行なった。流動食を入れるボタンをつける胃内視鏡手術で延命は可能だが、苦しむ時間を延ばす結果になることを説明した。本人なら苦痛緩和だけを望んだであろうが、家族は延命を希望した。患者は栄養不良で衰弱することは免れたが、しだいに手足を動かせなくなり、言葉を失い、床ずれ防止のため体位を変えるたびに痛そうな表情を見せた。

スウェーデンから招いた市福祉長と看護師がこの患者を診て、私たちは責められた。スウェーデンでは、判断能力を失った認知症患者についてケア関係者が会議を開き、あらかじめ数年前に聴いておいた本人の延命治療拒否の自己決定を確認する。認知症患者を組織的に早期発見し、病名を含めた病気の詳しい説明を本人へ行なって、認知症が進行した場合の本人の希望をあらかじめ聴いておく。このような早期病名告知は、グループホーム等の認知症介護も充実してはじめて

可能となる。認知症が進行しても幸福に暮らせる福祉社会が、情報を知らせたうえでの自己決定の保障を実現しているのだ。

この患者さんは11か月と9日間、苦しい時間を延命して死亡された。

お彼岸介護

お釈迦さまは「筏《いかだ》の譬喩《ひゆ》」を説かれた。後に「波羅蜜《はらみつ》」という言葉が美しく比喩《ひゆ》的に「到彼岸《ひがん》」と訳された。苦の此岸《しがん》から楽の彼岸に渡るための筏、彼岸に渡ったら筏を捨てる、仏教も捨てる。仏教は仏教自身に執着しない。無執着そのものにも執着しない。お釈迦さまは「我」という執着こそが苦であると説かれた。「生まれも苦であり、老いも苦であり、……。要約していうならば、我に関する五つの執着の集まりが苦である」。我という執着がなくなった人は、他人を自分と差別せず、あらゆる人を自分と平等に扱う。

進行した認知症介護における優れた方法に、ヴァリデーション療法がある。ヴァリデーションは承認・批准という意味だが、彼岸に渡す筏とも共通する基本姿勢が認められる。そこでは、それを行なう介護者と認知症老人が人間として本当の意味で平等だと考える。

認知症老人が間違ったことを言っているときに、それを正してみても、老人の苦しみを除く役には立たない。逆に不安を増してしまう結果となる。それよりも、間違った言動の背景にある気持ちを察して、共感して受容する。客観的現実よりも、むしろ認知症老人の主観的な現実を重視する。

たとえば、数分前のことを忘れてしまう認知症老人が、「病気の母が私の帰りを待っているから、ここにじっとしてはいられない」と訴えたとする。「あなたは95歳で、あなたの母親は生きていれば120歳です、もうずっと以前に亡くなっていますよ」、と教えることは、不安をますます増長し、母親を心配することにさらに執着させる結果となってしまう。「それではお母さんのところに帰りましょう」といっしょに歩きだせば、不安は解消する。トイレの前に来たときに、「途中でトイレに行きたくなったら困るから、ここでしていきましょう」と誘導する。トイレをすませて出てきたときには、すでに数分前に考えていたことは忘れており、安心して自室に帰る。

ヴァリデーションには、次のような特徴がある。すべての人はかけがえのない存在だから、一人ひとりに個性的に対応する。認知症老人に対して、いかなる偏見ももってはならない。認知症老人の心を理解し、本当にその人の身になって行動する。どうです、お釈迦さまの対機説法と似ていると思いませんか。

灌仏会《かんぶつえ》と不老不死――死ぬことの苦しみ

〔2003年4月〕

甘茶で灌頂

「甘露《かんろ》」はサンスクリットで「アムリタ」といい、「不死」を意味する。お釈迦さまは「不死」を覚られて、「老・病・死」の問題を解決された。それで誕生会には、灌頂《かんじょう》の香水に代えて、「不死」を意味する「甘露」の甘茶をかけるのだ。これは江戸時代から始まった日本独自の風習だが、そこにお釈迦さまの教えを観じることができる。

お釈迦さまは説かれた。

「私のものなら、私の思いどおりになるであろう。思いどおりにならないものは、私のものではない。この身体は、必ず年をとり、病気になってやがて死んでいく。自分の身体さえ思いどおりにならないのだから、〈私のもの〉といえるものなど何もないではないか」、と。

ここで「思いどおりにならない」という意味の言葉が、仏教の「苦」だ。お釈迦さまが苦を総称した五取蘊苦《ごしゅうんく》は、「私」に関する執着の集まりだ。そして、不老不死こそが苦、つまり思いどおりにならないと覚悟して、逆に老病死の苦の消滅すなわち無我無執着という「不死」を得たのであった。

では、現代科学の立場からも、不老不死は、永久に望めないことなのだろうか。

お爺さんの時計、テロメア

人の身体は約60兆個の細胞でできている。細胞が死ぬと他の細胞が分裂して補われるが、細胞の分裂回数には限りがあり、寿命の限界を決めている。染色体の端にあるTTAGGGという塩基配列の約2000回の繰り返しであるテロメアは、分裂のたびに短くなる。ある程度まで短くなると細胞分裂ができなくなる。分裂できる限度は50回位だ。しかし生殖細胞やがん細胞では、第五染色体上にあるテロメラーゼという酵素が活性化してテロメアを修復し無限に増殖が可能、いわゆる不死の細胞となっている。

では、一般の細胞でもテロメラーゼが働くようにすれば人の寿命が延びるかというと、そう簡単にはいかない。正常の細胞は必要な分だけ増殖して、それ以上は増えないように調節されている。無限に増え続けたらがんのような腫瘍になってしまう。

生きていくためには酸素が必要だ。酸素がないと人は数分で死んでしまう。酸素を利用するためには活性酸素が必要だが、その活性酸素によってDNAなど生命に必要な要素に傷がついて老化やがん化が起きる。そのように傷ついた細胞のテロメアを修復し不死化しても個体としての人間の寿命延長にはならず、逆に命を縮める結果になってしまう。

遺伝子は生き延びるために不死の生殖細胞を利用し、生殖が済んだ個体を捨てる。遺伝子にとって人間は単なる乗り物に過ぎない。利己的な遺伝子は、生殖と生存と死の欲望を人の設計図に書き込んだ。この三つの欲望こそが、お釈迦さまが説いた「四諦《したい》（苦・集・滅・道）」の一つ「集諦《じったい》」、すなわち性欲と生存と死の渇愛なのだ。

花まつりとクリスマス

遺伝子に支配されて渇愛のままに生きる生き方に対して、お釈迦さまが説かれた生き方は、一言でいえば、自分への執着を離れた生き方、つまり、自分と他人を差別しない「平等」という生き方だ。自由主義の「平等」は「競争に参加するチャンスの公平性」を意味するが、仏教の「平等」はそれとは異なり、困っている人がいたら自分のこととして受け止め、相手の立場になって、その人が幸せになるよう行動することを意味する。

この生き方は、仏教徒が意識して広めなければ、しだいに忘れられてしまう。テロや戦争の危機の中、お釈迦さまの誕生を祝う降誕会《ごうたんえ》を機に、自他を差別せず相手の生き方を尊重する仏教の生き方を世界中の人びとに知ってもらえたらと思う。しかし残念なことに、降誕会に参加する人の数は昔よりも減っているようだ。多くの方に参加してもらいたいので、私たちは10年ほど前から、4月8日だけでなくクリスマスにもお釈迦さまの誕生をお祝いしている。

そもそも、イエス・キリストもお釈迦さまも、誕生日など定かではないのだ。スリランカその他の上座部仏教では、ヴァイサーカ月の15日に仏の誕生と成道《じょうどう》と涅槃《ねはん》を同時にお祝いしている。『仏所行讃《ぶっしょぎょうさん》』に「時は四月八日、斎戒して」とあるが、4月としたのはヴァイサーカ月（第二の月で旧暦4月ごろ）の翻訳だ。仏教徒が八斎戒《はっさいかい》を修する布薩《ふさつ》の日、8日や15日に仏教の祝日を合わせたようだ。

イエスの誕生の時期が記載された唯一の史料は、新約聖書の聖路加《ろか》医師伝（ルカによる福音書）第2章だ。羊飼いが夜に野宿をしながら子羊の番をしていたときだから、イエスもお釈迦さまと同様に春お生まれになったのだ。受難の宗教であった初期のキリスト教会は、12月25日に太陽神誕生祭の騒ぎに隠れてイエスの誕生をお祝いした。皆さんも4月8日の忙しい時期だけでなく、日本中お祭り騒ぎのクリスマスにも、キリスト教をまねて、春お生まれになった方の降誕会をしてみませんか。

四門出遊で見た病人——病気の苦しみ

〔2003年5月〕

端午の節句は薬草採り

5月は鯉のぼり、今の日本の風景だ。鯉のぼりは登竜門の故事「鯉の滝のぼり」に由来する。霊山の竜門という滝を登った鯉が、光輝く龍に変身して天に昇ったという。端午《たんご》の節句に鯉のぼりを揚げて子供の成長を願うようになったのは、江戸時代からだ。元来は万葉集の額田王《ぬかたのおおきみ》が「あかねさす紫野《むらさきの》行き標野《しめの》行き」と歌ったときのように、端（最初）の午《うま》の日に菖蒲《しょうぶ》などの薬草を摘《つ》んで健康を願ったのだ。

釈尊が見た病人

人類が科学という共通の批判法を手に入れるまでは、毒物を飲んだなど結果がすぐに出る場合を除いて、病気の原因解明は不可能だった。ウイルスの語源はラテン語の「毒」ではあるが、生まれたときに母親から感染したB型肝炎ウイルスが数十年後に肝硬変や肝臓がんを起こすことなど確かめようがなかった。お釈迦さまの四門出遊《しもんしゅつゆう》伝説にも腹水のような記述があり、このときお釈迦さまが見た病人はB型肝炎による肝臓がんだったのかもしれない。B型肝炎ウイルスは遥かな昔から人類と共存してきた。現在地球上に約3億人の感染者がいて、そのうち約2億2000万人がアジア人だ。アジア人の6~7%がB型肝炎ウイルスに感染している。そしてB型肝炎による肝硬変や肝臓がんで毎年100万人以上が死んでいると推定されている。

ウイルスキャリアと肝臓がん

インフルエンザのようなウイルスに感染すると、免疫という防御反応が起こる。そのウイルスに対する特別な抗体が作られ、ウイルスが除去されて病気が治る。しかし、B型肝炎ウイルスは何の症状も起こさず身体の中に存在し続けることがある。この状態をキャリアといい、ほとんどが免疫機能の未熟な乳幼児期の感染によって起こる。このB型肝炎ウイルスキャリアから、慢性B型肝炎そして肝硬変や肝臓がんが発症する。

出産時にB型肝炎ウイルスキャリアの母親から子供に感染する。この母子感染が大昔から現在まで続いてきた。しかし日本では1986年から開始されたB型肝炎母子感染防止事業により、それ以後に生まれた人の感染は0・04%と激減した。近い将来B型肝炎はまず日本から消滅し、地球規模でもいずれ天然痘のように絶滅するだろう。

しかし、成人のB型肝炎ウイルスキャリアが激減したわけではない。逆に肝臓がんによる死亡は現在増えている。その理由は、医学の進歩によって肝臓がん以外の肝炎関連死亡、食道静脈瘤破裂や肝不全等による死亡が減ったからだ。また、現在日本の肝臓がん患者の2割がB型肝炎で7割がC型肝炎由来だ。C型肝炎ウイルスも血液を介して感染するが、B型肝炎と違って成人でも高率にキャリアとなる。キャリアからの輸血で、昔はたくさんの人が黄疸《おうだん》になった。1964年（昭和39）にライシャワー駐日アメリカ大使が暴漢に刺され、大出血後に輸血を受けてC型肝炎になった。覚醒剤注射、入れ墨やピアスなどでも感染する。母子感染や性行為での感染はB型肝炎と比べると少ない。現在C型肝炎ウイルスRNA検査が行なわれるようになって、輸血による感染はごく少なくなった。それでも、感染後数日ではウイルスが検出できずに見逃されてしまうので、ゼロにはなっていない。

急性B型肝炎から慢性肝炎になることはほとんどないが、急性C型肝炎からは慢性肝炎になりやすい。C型肝炎ウイルス感染者の約7割が20年くらいで慢性肝炎になり、さらに10年くらいで2割前後が肝硬変や肝臓がんへと進む。肝臓がんへの進行を止めるための手段としてインターフェロン療法があるが、有効なのは3割程度だ。ウイルス量が少ないと有効率が高い。またC型肝炎ウイルスには5種の型があって日本にはⅡ型とⅢ型が多いが、Ⅱ型はインターフェロンが効きにくくⅢ型は効きやすい。ウイルス量が多かったり、インターフェロン単独で無効だったりした場合には、抗ウイルス剤レベトールの併用が行なわれ有効率が増す。インターフェロンの副作用としてインフルエンザ様の症状が起きる。うつ状態に伴う自殺企図、間質性肺炎や白血球減少の副作用もある。インターフェロン以外にもC型肝炎の進行を止める手段はある。肝炎ウイルス感染者には、定期的な検査とその結果に基づく適切な治療を受け続けることが勧められる。

苦しむ人の近くに行く

このように感染した肝炎ウイルスを抜く、科学的な方法は未完成だ。不幸にして肝臓がんが進行してしまったときには、何ができるだろうか。肝臓がんに対して現在利用できる抗がん剤の有効率は低く、他にも延命に効果的な方法はない。前にも書いたが、民間療法にだまされてはいけない。現代医学で延命不可能であれば、他に良い治療法などないのだ。

延命不可能でも、医学で苦痛緩和ができる。しかし、医学では緩和できない苦痛がある。それは「死ぬという苦」であり、これこそが、お釈迦さまが問題にした仏教のテーマだ。その解決策が仏教なのだから、死の臨床の場に仏教僧侶不在の現状は情けない。毒箭経《どくせんきょう》が示すように、お釈迦さまは苦の滅尽に導かないことには沈黙された。仏教僧侶には、苦しむ人の近くに行く、すなわち方便《ほうべん》が期待されている。

釈尊の死亡診断――お釈迦さまの病気

〔2003年6月〕

雨安居のとき風病による背痛

日本の6月は梅雨の季節、インドでは雨期が3か月も続く。雨を意味する梵語が雨安居《うあんご》とも漢訳され、陰暦4月16日から7月15日ごろまで、お釈迦さまの集団は遊行《ゆぎょう》を休んで定住修行された。80歳のとき、釈尊はヴァイシャーリーの近くの竹林村にて阿難尊者《あなんそんじゃ》と二人で最後の雨安居に入られた。そこで死ぬほどの激痛が起ったが、禅定《ぜんじょう》に入って苦痛を癒されたという。その後、有名な「自灯明、法灯明」の話をされた。そして安居が明けたとき、残り3か月の命であると宣言された。その後も遊行を続け、約200キロメートル離れたクシナガラで死亡された。1日平均7キロメートル歩かれた計算になる。

釈尊の病気は風病《ふうびょう》による背痛、すなわち四大不調《しだいふちょう》というときの風大《ふうだい》の病であるという。痛みが起きたのは安静時であったこと、そして歩行が可能であったことから、痛みの原因は骨格系の病気ではなく、内臓の炎症やがんであった可能性が高い。そして余命3か月と予測できるとすると、思いつく病気に膵臓《すいぞう》がんがあるが、確実なことはわからない。

お釈迦さまの命日は、7月の3か月後とすると陰暦10月ごろとなる。スリランカその他の上座部仏教徒は釈尊の誕生と成道《じょうどう》と涅槃《ねはん》をヴァイサーカ月の15日にお祝いしている。これは日本の花祭りと同じ季節なのだが、ヴァイサーカ月が第二の月なので2月15日と訳され、この日に涅槃会が行なわれるようになったらしい。

最後の朝餐

金属細工人の子である周那（チュンダ）の供養を受けたのが釈尊最後の食事となった。その日、下痢と下血を起こしながら、約30キロメートル歩いた。口渇と疲れを訴え、休んで水を飲み、川で沐浴し水を飲み、そしてその夜に死亡された。昼間30キロメートルも歩いた人が、その夜に死亡するということは、夜になって心筋梗塞などの新たな急性疾患を起こした以外は通常考えにくい。しかし、下痢をしながら歩いたために、脱水状態が進んで合併症を起こして亡くなられた可能性も考えられる。最後は禅定に入って亡くなられた。

最後の朝餐で食べた料理は、南伝によると、スーカラ（野豚）・マッダヴァ（柔らかい）という。これが野豚料理なのか、あるいは豚に探させるトリュフのようなきのこ料理なのか判明していないようだ。

以前私がいた研究室に、イランの医学者が研修に来た。滅菌した手術衣を着て手術室に入っているときでも、時間が来ると礼拝を始めてしまうイスラム教徒だった。私たちが近くのレストランでヒレカツを食べたとき、彼も同じものを注文して食べてしまった。食べ終わってから豚肉であったことを知って、トイレに駆け込んで吐いたようだ。宗教上の理由で吐いたのかと聞くと、違うと言う。日本人が猫や犬の肉を食べたら気分が悪くなるのと同じだそうだ。

知人でネパールの大学の美人教授が国際学会で日本に来たとき、ビフテキが食べたいというので御馳走した。デリー釈迦さんという。植物学で稲の病気が専門だ。釈迦族の王様は代々飯の王という名前だったが、現代の釈迦さんも米を専門にしている。ヒンズー教では牛を殺さないが、輸入牛肉はネパールでも食べるそうだ。

お釈迦さまも、すでに調理されたものであれば、肉料理を食べた。周那のスーカラ・マッダヴァが赤痢菌で汚染されていたとしても、死亡するのに1日は短すぎる。赤痢菌は少量の菌が入っただけで感染するが、発病まで1〜4日で、発熱、左下腹部痛、粘血性の頻回の下痢、ときに嘔吐を伴う。志賀潔先生が発見した赤痢菌の志賀毒素は、近年話題の大腸菌O－157も産生する。出血性大腸炎を起こし、溶血性尿毒症症候群で死に至る。日本では稀になったが、世界では毎年2億人が赤痢菌で赤痢になり65万人が死んでいる。人、食物、その他あらゆる汚染されたものから感染する。したがってインドなど赤痢菌が存在する場所では、少しの菌も口から入れないように注意が必要だ。

赤痢アメーバも粘血便や下痢を起こすが、通常慢性に経過する。ときには腸穿孔による腹膜炎などで死亡する。現在世界で約5億人が赤痢アメーバに感染し、毎年4～11万人が死亡している。

下痢発症から1日で死亡する病気としてはコレラがある。しかしコレラは下血を伴わず、米のとぎ汁様の下痢と嘔吐で高度の脱水をきたす。釈尊には下血があったのでコレラらしくはない。

長阿含経《じょうあごんきょう》では、周那の供養で釈尊が食べたのは栴檀樹耳《せんだんじゅじ》となっている。栴檀の樹に生えたきのこを出したのは、釈尊のがんを治療する目的だったかもしれない。このきのこが毒きのこであった可能性も指摘されている。毒きのこは7種に大別され、そのうちコレラタケなどのアマニタトキシン群は毒性が強く死亡率が高い。主成分アマニチンは熱や乾燥に強く、その毒性は調理しても変わらない。食べると6～24時間で嘔吐、腹痛、コレラ様の下痢をきたす。1～3日後に肝腎の障害が現れて、肝不全で死亡する。

お釈迦さまの死亡診断は難しい。手がかりとして、余命3か月と痛みと下痢と下血があったけれども、単純に腸管の炎症やがんの一つの病名では説明できないようだ。

キリスト教と仏教――ローマ教皇庁訪問雑感

〔2003年7月〕

健全なる精神は病気の身体に宿る

お釈迦さまは死に至る病の覚悟をされておられたので、死亡の当日まで変わることなく法を説かれた。生まれたものは必ず死ぬ。これが釈尊出家の課題であった。そして死ぬことを覚悟された。覚悟は「さとり」で、これによって最高の徳をそなえた人になられた。

我々凡夫《ぼんぷ》は、病気になって初めて健全なる精神を得る。死を覚悟して生きているがん患者さんの中には、仏と共通する人徳をもった人がおられる。健全なる身体には健全なる精神は宿りがたい。古代ローマの詩人ユエナーリスも、これに同感だったのだろう。「健全なる精神が健全なる身体に宿るようにと祈る」、これが人間に許された唯一の祈りだとユエナーリスは書いている。昨年（2002年）バチカンからの招待でローマを訪れたとき、巨大なサンピエトロ寺院で私が祈ったのは、私が唯一憶えているラテン語の言葉「健全なる精神が健全なる身体に宿るように」であった。

バチカンでローマ教皇庁医療司牧国際会議に出席した。現地の新聞の第一面に私がローマ法王と握手している写真が載ったのには驚いた。世界のカトリック関係者700名の前で、仏教の素晴らしさを紹介できて感激だった。会議での私の発表は好評だった。しかし3日間の会議が終わって緊張が解けると、むなしい寂しさを感じた。カトリック関係者たちは医療現場に積極的に関わっている。仏教は素晴らしいが、日本の仏教の現状は実践が伴っていない。

旧約聖書と人類最初の女性イヴ

キリスト教の新約聖書はイエスの生涯の物語だが、お釈迦さまの十四無記にも通ずる場面があって興味深い。死刑になるイエスが逮捕されたときのピラトの尋問、「真理とは何か？」の答えが「無記」なのだ。お釈迦さまの十四無記とは異質で、旧約聖書には天地創造の記載がある。初めに神は天地を創造された。そして、地はカオス（混沌）であったという。カオスという言葉は、別の意味で現代科学に復活した。決定論から導かれる偶然性に関連し、今後のコンピュータの飛躍的高性能化によって気象現象などの多くの複雑な問題を解決する、今世紀の科学の主要な分野と期待されている。

創世記第六日目に、神は御自分にかたどって人を男と女に創造された。これは聖書の記載等から計算すると、約6000年前のことになるそうだ。最初に創られた女性イヴに関連して、現代科学では遺伝情報の研究によって興味深い事実がわかっている。

ミトコンドリア・イヴ

遺伝情報を担っている物質DNAは、細胞の核にある染色体に存在する。細胞内には核以外の小器官があり、その一つのミトコンドリアはもともと別の独立した生命体であったと推定されている。その理由の一つとして、ミトコンドリア内にもDNAがある。ヒトのミトコンドリアDNAは1万6569塩基で構成され、37個の遺伝子が存在する。数万個の遺伝子をもつ核のDNAと比べると、ひじょうに小さいので違いの比較が容易だ。しかも1個の細胞内に1000個以上のミトコンドリアDNAがあるので、組織から大量に収集できて研究しやすい。

排卵されたただ1個の卵子と射精された数億の精子の中の1個が受精卵となり、両親の核DNAが子孫に受け継がれる。しかし精子由来のミトコンドリアは発生の過程で破壊されてしまい、ミトコンドリアDNAは卵子由来のみとなる。ミトコンドリアDNAは、すでに母子鑑定にも用いられて威力を発揮している。母系だけのミトコンドリアDNAは、父系と母系が混在している核DNAと違って、系統関係を復元しやすい。核DNAの場合には10世代さかのぼるだけで46本の染色体の由来は4万7104本となってしまうが、ミトコンドリアDNAは何世代さかのぼっても一人の女性由来なのだ。現在地球人口約60億人のミトコンドリアDNAの由来をたどれば、人類の起源まで1本の線でつながっている。

このような研究から、人類はアフリカで生まれて各地に広がったと考えられるようになった。現代人にミトコンドリアDNAを伝えたのはただ一人の女性で、この人類共通の大祖母はミトコンドリア・イヴと名づけられた。そしてイヴの子孫すなわち現代人に、35の分岐点をもつ系統樹が明らかにされている。イヴ誕生の年代は聖書に基づく計算よりも古く、14万年前から29万年前の間とされ、したがって現代から1万世代以上さかのぼることになる。1世代で平均4キロメートル移動すれば、地球1周4万キロメートルにイヴの子孫が広がる計算になる。

仏教の真理と女性

お釈迦さまの無記は形而上学的質問への沈黙であり、したがって天地創造に関して質問されても沈黙されたと思われる。しかし一方、新約聖書においては無記であるピラトの問い、「真理とは何か?」には明確に答えている。お釈迦さまの答えは四つの真理すなわち四諦《したい》で、これに関する無知が無明《むみょう》だ。

四諦を理解して歩む八正道《はっしょうどう》の究極目標は、一人の女性にたとえられる。その女性の名はイヴではなく、ヴィドヤーすなわち「明」である。

生活習慣病と食時五観——死の四重奏

〔2003年8月〕

危険な四つの合併症

世界中で、毎日約4万人が餓死している。日本では逆に、食べ過ぎた結果と考えられる死亡が増えている。いわゆる生活習慣病であり、過食による肥満で起こる動脈硬化だ。自覚症状がない間に徐々に血管がもろくなっていく。そして日本人の約半数が、動脈硬化による脳卒中や心臓病などの病気で死亡している。とくに過食が関係する上半身肥満・高血糖・高脂血症・高血圧の四つの合併はひじょうに危険であり、死の四重奏「デッドリィ・カルテット」と呼ばれている。

私がカルテットという言葉を最初に知ったのは10代のころ、モダン・ジャズ・カルテット、略してMJQというジャズバンドの名前からであった。名曲『ジャンゴ』のもの哀しい調べにひかれた。このMJQの代表作は名ギタリスト、ジャンゴ・ラインハルトのための葬送ミサ曲、レクイエムとして作曲されたという。仏教の葬儀でも真言宗などでは声明《しょうみょう》という音楽が唱《とな》えられるが、新しく作曲されることは少ないと思う。レクイエムは通常、鎮魂歌と訳されるが、カトリックの葬儀式文で「彼らに安息（レクイエム）を与えたまえ」と神に祈ることに由来するので、死者の鎮魂とは少し趣が違うようだ。レクイエムはミサ曲であり、ミサはキリストの救済行為を、最後の晩餐でのイエスの言葉に基づいて、パンとブドウ酒を使って再現する儀式だそうだ。キリストの身体と血と思って、パンを食べワインを飲む。これをわきまえずに飲み食いする者は裁きを受けるという。仏教においても食事には意味があり、食欲にまかせた過食は戒められている。

食事療法

死の四重奏の根底には内臓脂肪の過剰蓄積がある。内臓脂肪蓄積は過剰な食物摂取や運動不足が大きく関わっており、減食療法と運動療法が重要だ。内臓脂肪は皮下脂肪に比べて貯まりやすいが減りやすい。減量に成功しても、少しでも食べ過ぎると内臓脂肪は蓄積するので、長期にわたる生活習慣の改善と維持が必要だ。アルコールや砂糖・果糖の過剰摂取も控える必要がある。また効率よく脂肪を燃焼させるために、1回30分以上の持続的な運動をすることが望ましい。毎日体重を量り、目標体重まで減量したら一生その維持に努める。

現在のところ内臓脂肪を減らす良い薬はない。将来は、薬による食欲のコントロールも可能になると期待される。というのはコレシストキニン、レプチン、ペプチドＹＹ３－36などの満腹感を生じさせるホルモン、グレリンという逆に食欲を高めるホルモン、その他の研究で肥満をきたす機序が解明されつつあるからだ。しかし現状では、合併する糖尿病・高血圧症・高脂血症などが薬を使うべき基準を満たす場合にだけ薬を使って、極度の肥満の場合を除いて内臓脂肪を減らす目的では薬は使わないほうがよい。

なまぐさ

古い経典に「なまぐさ」とは肉食をすることではないと説かれている。生き物を殺すこと盗むこと嘘をつくこと等がなまぐさであり、肉食をすることではない。欲望を制することなく美味を貪る等がなまぐさであり、肉食をすることではない。物惜しみし他人に与えない人びと等がなまぐさであり、肉食をすることではない。怒り驕《おご》り偽り嫉妬する等がなまぐさであり、肉食をすることではない。等々。なまぐさとは肉食をすることではないと、計7回繰り返して説かれている。

修行僧の食事は、生命を支えるに足りるだけの乞食《こつじき》により、正午前の1日1食だった。すでに調理された肉を乞食で受けたときには肉食もした。なまぐさの意味とも共通するが、戒を保つことこそ重要なのだ。僧侶が食のときに観ずべき五つの観念は「食時五観」と呼ばれ、現代まで伝わって宗派等で少しずつ違っているが、五観の根本精神に変わりはない。

「一には功の多少を計り彼の来処《らいしょ》を量《はか》るべし」。不可思議なる自然から種を得て、栽培され、品種改良など代々多数の人びとの努力が続き、等々、ついにこの食べ物となった。そのように考えるとてつもない価値がある眼前の食物と、自分の少ない功徳《くどく》とを比較計量する。

「二には己が徳行《とくぎょう》の全か欠か多か減かを量れ」。そして自分の功徳を積む行ないが完全か欠けているか多いか少ないかを量る。

「三には心を防ぎ過を顕《あらわ》すは三毒に過ぎず」。自分の欲望が満たされないことが怒りの心を生ずる原因だということを知らない無智、この貪《とん》・瞋《じん》・癡《ち》の三毒が過《あやま》ちを起こすのであるから、欲望の制御さえできればよい。

「四には正《まさ》しく良薬を事とし形苦《ぎょうく》を済《すく》わんことを取れ」。食物は飢渇等の身体の苦を救う薬物とみなして食べる。

「五には道業《どうごう》を成《じょう》ぜんが為《ため》なり、世報《せほう》は意に非《あら》ず」。仏道修行完成のために食事をするのであり、欲望を満たすためではない。

死の四重奏の患者さんに食事療法を学んでもらっても、実際には食事制限を実行できない人も多い。カロリーの計算等ができても、空腹の自制ができないのだ。そのような患者さんに、私はこの「食時五観」を現代語に訳した文章をコピーして差し上げるようにしている。

アルコールを禁ずる仏教——不飲酒戒

〔2003年9月〕

不飲酒という「良い習慣」

前回触れた生活習慣病に関連して、仏教には「良い習慣」という意味の言葉がある。その言葉は「戒」と漢訳された。仏道修行は「戒《かい》学・定《じょう》学・慧《え》学」の三学であり、戒は禅定《ぜんじょう》を行なう前提でもある。在家信者の五戒は「不殺生・不偸盗《ふちゅうとう》・不邪淫・不妄語・不飲酒」だ。このように仏教では五戒の5番目に不飲酒があり、酒を飲むことが禁じられている。

しかし仏教以外の古い禅定における五戒では、不飲酒のところは不貪《ふとん》になっているようだ。仏教では所有欲を制御することよりも、酒を飲まないことのほうを重要視したのだ。ある仏弟子が酒に酔いつぶれて醜態を見せたことが、飲酒を禁ずる発端となったらしい。飲酒そのものを罪悪とする説もあるが、持戒の妨げになるから悪いとする説もある。長阿含経《じょうあごんきょう》に釈尊が晩年に、パータリプトラ（現在のビハール州都パトナ市）で五戒の一つとして不飲酒を説いた記述がある。同経の他の部分に「飲酒の六失」が次のように説かれている。

「一には財を失い、二には病を生じ、三には闘争し、四には悪名流布し、五には恚怒《いど》暴生し、六には智慧日に損す」とある。飲酒は戒定慧の修行に有害だから禁じられたのだろう。飲酒して精神統一はできない。逆に禁酒のためには心の制御が必要だから、禅定が役に立ちそうだ。

アルコール依存症

アルコール依存症では、仏教でいう渇愛の如く、飲酒への強烈な欲求がある。前述の六失のような精神的・身体的・社会的問題が生じて、悪化しても断酒しない。これらの精神依存に加えて、身体依存がある。アルコール依存症では飲酒を中止すると幻覚やケイレン発作などの症状が出現することがあり、これらの症状の集まりをアルコール離脱症候群という。さらに飲酒での酔いが減弱する状態をアルコール耐性という。そして精神依存・身体依存・耐性の三つが、アルコール依存症の特徴だ。自分の飲酒問題を認めないこと（否認）も多い。

アルコール離脱症候群には、早期離脱症候群と後期離脱症候群の二つがある。

早期離脱症候群は、最終飲酒から6〜10時間ごろに手指の震え・突然の発汗・寒気などで始まり、不安・焦燥感・脱力感などの精神症状、一過性の幻覚、けいれん発作などが出現し、20時間ごろに最高潮に達する。発熱・動悸・嘔気・嘔吐・下痢・不眠なども見られる。

後期離脱症候群は、飲酒中止から3〜4日後に多く見られ、粗大な振戦《しんせん》（身体の震え）と興奮および幻視や幻聴を伴う意識障害で、振戦せん妄と呼ばれる。幻視は小動物視が多い。

アルコール依存症では早期離脱症候群を軽減する目的でさらに飲酒するようになるので、朝酒や昼酒など連続的な飲酒が常習化する。

アルコール離脱

アルコールと一部共通する働きがあって、アルコール離脱症状の予防に有効な抗不安薬の種類がある。この種の薬を用いることで、安全にアルコール離脱ができる。とくに振戦せん妄への移行を止めるためには、強い薬の大量使用が必要だ。このような医学的管理を受けずに無理な断酒を行なうと、離脱症候群のために生命の危険が生ずることもある。離脱けいれん発作も多くは3回以内で治まるようなので、薬は短期間で減量できる。アルコール離脱の際にビタミンB1欠乏による脳障害（ウェルニッケ脳症）発症の可能性があるので、ビタミンB1を加える必要がある。

アルコール関連の身体障害には肝障害、胃・十二指腸潰瘍、糖尿病、膵炎、多発神経炎、ウェルニッケ脳症、脳萎縮などがあり、大量飲酒で栄養障害が重い場合にウェルニッケ脳症や痴呆状態が出現しやすい。

断酒の継続

離脱症状が改善したら、次は断酒の継続が重要となる。このための補助にシアナマイドやジスルフィラムという抗酒薬があるが、使用する場合には作用を理解する必要がある。理解して用いれば心理的抑止効果も期待できる。抗酒薬は肝臓でのアルデヒドの分解を抑え、飲酒時の血中アセトアルデヒド濃度を上昇させる。抗酒薬を服用中にアルコールを摂取すると、顔面潮紅・血圧下降・悪心・頻脈・めまい・呼吸困難・視力低下等の急性アルコール中毒症状が出現する。抗酒薬は1週間飲んだ後に飲酒試験を受ける。医師の管理下に平常飲酒量の10分の1を飲んで、その結果で用量を調整して維持量を決めてもらう。

断酒会やAA（無名のアルコール依存症者たち）等の自助グループがある。地域の断酒会等650団体が加盟して全日本断酒連盟が組織されている。AAは非組織・匿名・献金制であるのに対して、全日本断酒連盟は組織化・非匿名・会費制のようだ。

全日本断酒連盟のホームページを見ると、高野山での一泊研修会も行なわれている。弘法大師の御遺告にも、「長阿含経に曰く、飲酒に六種の過あり等と云々」等とあり、酒を禁ずる理由であるとしている。日本の神々やキリスト教では酒類を用いるが、仏教ではアルコールは禁じられているのだ。

喫煙の罪は管理者——死の五重奏

〔2003年10月〕

死の四重奏＋喫煙＝死の五重奏

死の四重奏について前に書いたが、ここに喫煙が加わるとさらに危険で、「死の五重奏」と呼ばれている。1964年にアメリカ公衆衛生総監諮問委員会は、「喫煙には肺がんとの因果関係があり、喫煙の影響は他の因子よりもはるかに大きい」と報告した。

俳優ウィリアム・タルマンは、アメリカ政府が喫煙の危険を知らせたテレビCMの最初の出演者だった。人気テレビ番組『弁護士ペリー・メイスン』で好敵手パーカー検事役を演じていた彼の言葉に、多くの喫煙者が耳を傾けた。広大な敷地を抜けて大邸宅に帰った彼を家族が迎える場面で彼は言う、「私は名声や財産その他いわゆるアメリカンドリームを達成した。家族にも恵まれ私の人生たった一つのことを除いて成功だった。喫煙のために肺がんになって私の命はあとわずかです。皆さんタバコはやめましょう」と。そして1968年8月30日に死亡した。

1970年にアメリカでは、タバコの箱に「警告：米国公衆衛生総監は喫煙があなたの健康に害を及ぼすと判断した」という情報の記載が義務づけられた。世界保健機関（WHO）によると、タバコは9秒間に1人、1年に世界中で350万人の人命を奪っている。

タバコの歴史

喫煙はマヤの宗教儀礼として始まったようだ。といっても釈尊の実母のマヤ（摩耶）夫人ではない。中央アメリカのマヤ文明で、太陽を崇拝し火や煙を神聖なものとする習慣があったらしい。7世紀末ごろのパレンケ遺跡にある神殿の壁の浮き彫りに、タバコを吸う神像が彫刻されている。その後タバコ文化は、南北アメリカ大陸全土に広まった。コロンブスは１４９２年10月12日にバハマ諸島にたどり着き、そこを日本（ジパング）と勘違いした。そして11月２日にキューバ島で初めてタバコ文化に接触した。元来パイプを意味した「タバコ」という言葉を、コロンブスは煙草と間違えて西洋に伝えた。

１５６０年ポルトガル駐在のフランス大使ニコは、タバコが偏頭痛などに効くという論文をまとめた。フランス王妃の難治の偏頭痛が嗅ぎタバコで治った。そして有効成分がニコチンと呼ばれるようになった。

コロンブスは中米の風土病であった梅毒もヨーロッパに運んだ。その後20年で梅毒は日本にも入ってきた。タバコは、梅毒よりも約90年遅れて日本に届いた。日本でタバコは煙草・延命草・長命草などと表記された。一足先に入ってきた梅毒の特効薬として、タバコは急速に日本に広まったという説があるが、実際には無効であった。

喫煙者は加害者

イギリス王ジェームズI世は、1604年にタバコの税を40倍に上げた。この禁煙政策は現在でも通用する効果的な方法だ。WHOの「タバコ禍の実態をつかみ制圧するためのガイドライン」でも同様の方法を推奨している。

前に「愚かな行ないをする権利」について書いたが、タバコは他者に危害を加えるので愚行権は認められない。他人のタバコの煙を吸い込むことを受動喫煙というが、これが重大な被害をもたらす。受動喫煙は、成人の慢性呼吸器疾患の罹患《りかん》を増し、かつ増悪させる。小児の急性呼吸器疾患も増加させる。また、肺がんになる危険性が著明に高まる。虚血性心疾患の危険度も高まる。母親の喫煙により、乳幼児突然死が倍増する。妊婦の受動喫煙で、未熟児や脳障害・心臓病・流産・死産が増加する。

喫煙は健康被害のみならず、経済的損害をもたらす。タバコによる損害は5兆6000億円（医療費3兆2000億円、休業損失2000億円、消防清掃費用2000億円、喪失国民所得2兆円）で、タバコの経済メリットは2兆8000億円、差し引き2兆8000億円の損失という試算がある。この試算によると、タバコ20本入1箱の値段を600円以上にして、喫煙者に負担をしてもらわないと割に合わないそうだ。

2002年（平成14）7月に「受動喫煙の防止」を含む健康増進法案が参議院にて可決成立し、2003年（平成15）5月から施行された。「学校、体育館、病院、劇場、観覧場、集会場、展示場、百貨店、事務所、官公庁施設、飲食店その他の多数の者が利用する施設を管理する者は、これらを利用する者について、受動喫煙を防止するために必要な措置を講ずるように努めなければならない」とある。以前は曖昧《あいまい》だった受動喫煙の被害の責任を、喫煙者ではなく、その場所を管理する事業主にあるとした。たとえば、禁煙にしていない寺院を参拝後に妊婦が流産したら、寺の住職は受動喫煙被害の責任を追求されるかもしれない。受動喫煙を受けたか否かの鑑定は簡単で、ニコチンの代謝産物コチニンを検出することで可能だ。

ある空気清浄機の広告を見たら、「タバコの煙に含まれる有害物質の除去はできません」と書いてあった。そのとおりであり、空気清浄機を置いただけでは、寺で喫煙を許可することはできない。どうしても喫煙を許可したいなら、完全に分煙できる喫煙所を設ける必要がある。喫煙は他者の命に危害を加えるものであり、不殺生戒をもつ立場からも境内は禁煙にすべきだろう。

〔2003年11月〕

宗教と阿片――苦しみ・痛みからの解放

苦行陶酔

苦しい修行にも陶酔感を伴うことがある。長距離ランナーが経験するランナーズハイなど、ストレス時の快楽感に関わるホルモンが「エンドルフィン」だ。

「ストレス」は1936年にセリエ博士が定義した言葉で、「有害刺激の種類によらない共通の防御反応の全体」を意味する。その中心は間脳・下垂体・副腎皮質のホルモンの反応だ。炎症を鎮める最も強力な薬として、現在有用な副腎皮質ステロイド剤は、ストレス研究の成果だ。ストレスは自然治癒力であり、人は病気を治療するために体内にあらかじめ薬を用意していたのだ、とセリエ博士は言う。

ストレス反応では、脳にある下垂体から副腎皮質刺激ホルモンが分泌される。このホルモンとエンドルフィンとは共通の前駆物質から作られる。そしてエンドルフィンは、体内麻薬として痛みを鎮める。強力な鎮痛作用を有する阿片アルカロイドは、このエンドルフィンの受容体に作用して痛みを止めるのだ。

阿片中毒

ケシ坊主（ケシの果実）に傷をつけて滲出《しんしゅつ》した乳液が、20分ほどで黒褐色に変色して固まり、生阿片《なまアヘン》となる。これに含まれる阿片アルカロイドにモルヒネやヘロインがある。近年ヘロインが高純度化され、乱用者の摂取方法が注射から吸煙あるいは鼻からの吸入に変化しているという。

依存症になると、薬物の中断に際して離脱症状を起こす。離脱症状は3日目ごろに最高となり1週間以上続く。不安・あくび・鼻汁・流涙・発汗・鳥肌・筋肉痛・腹痛・嘔吐・下痢・不眠・興奮・発熱・頻脈・過呼吸・血圧上昇などで、「自律神経の嵐」と形容される。不快な離脱症状を回避するために薬物摂取を繰り返すようになり、やがてヘロインを手に入れるために犯罪をおかすようになる。

阿片は戦争の原因にもなった。阿片を拒否した中国は英国との戦争に敗北し、1842年に香港が英国に割譲されることになった。その翌年、25歳のカール・マルクスが、有名な「宗教は阿片」という言葉を含む論『ヘーゲル法哲学批判序論』を発表した。

宗教と阿片

「宗教は阿片」というマルクスのたとえは、一般に否定的な面が強調されることが多い。しかし論文を読んでみると、肯定的な解釈も可能なのだ。宗教は、人びとの現実的悲惨に対する薬として使われる、「幻想的幸福、非情な世界の情」だという。そして、「幻想的幸福を必要とする状態を捨てる」ことの重要性を指摘した。これは、病気の原因の治療が可能であるのに、それをせずに阿片で痛みを止めているだけのようなものだ、と。労働に換算可能な価値としての賃金が適正に支払われれば、人びとは「現実的な幸福」を得ることができる。

では病気の原因治療が不可能な場合、たとえば進行したがんのような場合はどうだろうか。この場合には原因の治療ができないのだから、痛み止めの阿片アルカロイドが重要となる。同様に、労働に換算できない非合理的な価値に関してはどうだろうか。お金で買えない自分の命がなくなる状況では、自己の命を超えた価値として宗教が重要となる。人間を死に至る病にかかっている存在と観る立場において、宗教と阿片が価値あるものとして見直されるのだ。

がんの痛みからの解放

「中毒者の治療をするよりも、阿片の弊害だけを取り除いて、長所だけを取り出す研究をしないのは何とばかげたことか」という阿片中毒経験者ジャン・コクトーの言葉は、ブロンプトンカクテルによって一部実現した。このカクテルはモルヒネと赤ワインとガムシロップに水を加えて作る。モルヒネの効果は個人差がはなはだしいので、痛みが止まるまでモルヒネを増量する。通常4時間ごとに飲んで、寝る前に2回分を飲むようにする。痛みが止まらなければ1時間ごとの増量も可能だ。このような飲み方で、できるだけ血中濃度を一定に保つようにしたら、モルヒネの麻薬としての弊害が避けられたのだ。モルヒネの鎮痛作用は通常の鎮痛剤よりも桁違《けたちが》いに強い。

麻薬としての作用が出るよりも少ない量で、モルヒネは痛みを止めることができる。この量で出るモルヒネの有害作用は便秘と吐き気だ。だから前もって必ず下剤と吐き気止めを併用する。モルヒネを増量していくと眠ってしまうことがあるが、呼びかけると目を覚ますような浅い眠りで、眠気も短期間で消えることが多い。さらにモルヒネを増量すると、呼吸が少なくなる。私は呼吸数が1分間に10回よりも少なくなったら注意するようにしている。モルヒネを減量する場合には3割減らす。

モルヒネの徐放剤《じょほうざい》が改良されて、1日1〜2回の内服ですむようになった。内服ができない場合には貼付薬や坐薬を使用するが、持続注射も可能だ。

モルヒネ内服薬服用中の海外旅行も、1か月くらい前に厚生省薬務局麻薬課に申請すれば可能だそうだ。日本ではモルヒネ内服中の自動車の運転が認められないが、外国ではモルヒネ内服中でも認めている国もある。

モルヒネで身体の痛みを除いたうえで、真に重要なのは命がなくなるという苦しみの手当てであり、ここからが宗教者の出番なのである。

不妊症治療——生殖の渇愛

〔2003年12月〕

命がけの出産

12月はクリスマスの時期、日本中お祭りの雰囲気になる。しかし前にも書いたが、イエスの誕生時期は羊飼いが夜に野宿をしながら子羊の番をしていたときだから、お釈迦さまと同様に春なのだ。12月25日の太陽神誕生祭の騒ぎに隠れてイエスの誕生をお祝いしたのがクリスマスの始まりだ。私たちはクリスマスツリーとともに灌仏会《かんぶつえ》の飾りをして、甘茶を飲んでお釈迦さまの誕生も同時にお祝いしている。

新約聖書によれば、古代ローマ帝国で最初の住民登録が行なわれた年、ヨセフとマリアは登録のためにベツレヘムに帰った。マリアは馬小屋に泊まっているときに産気づいてイエスを産み、布にくるんで飼葉桶に寝かせた。このように健康な父親と母親から自然分娩によって子供が生まれることは喜ばしいが、常にうまくいくとは限らない。お釈迦さまの誕生後7日で生母の摩耶《まや》夫人は亡くなられた。妊娠と出産に伴う疾患は発展途上国では若い女性の最大の死因だ。毎年約1500万人が妊娠や出産に伴う病気にかかり、そのうち約50万人が死亡している。死亡原因は産後の出血や重症感染症、閉塞分娩、そして妊娠中毒症に伴う重症高血圧や痙攣《けいれん》などだ。母体を危険にする状況は生まれる子供にも危険であり、毎年約800万人が出産時または生後1週間以内に死亡している。輸血、抗生剤その他の薬剤、そして帝王切開その他の手術によって、先進国では妊娠出産に伴う死亡率は激減した。

不妊症治療

お釈迦さまが説かれた四諦《したい》によれば、苦しみを生ずる三つの根本原因の一つが「生殖の渇愛」だ。遺伝子は自己拡大のために「生殖の渇愛」を人間の設計図に書き込んだのだ。仏陀の覚りの智慧を獲得すれば生殖の渇愛から自由になれるが、凡夫《ぼんぷ》は子供を作ることに執着して苦しむ。

夫婦が子供を作ろうと試みて1年間経過しても妊娠しない場合には、不妊症を疑う。1割程度の夫婦が不妊症だ。不妊の原因が男性側にある場合と女性側にある場合の割合はほぼ半々だ。

男性側の原因としては大部分が精子を作る機能の障害で、他には精子を輸送する通路の障害や性機能障害などがある。専門的な診察を受けて不妊の原因を明らかにしたうえで、診断に基づいた治療を受ける。不妊の原因に応じて種々の薬物療法や手術療法がある。精巣内で精子ができるためには約2か月半必要であり、それ以上の期間を過ぎてから効果を判定する。薬物療法や手術療法で妊娠できない場合には夫の精子による人工授精を行なうが、高度に精子が少ない場合には成功率が低い。その場合には体外受精や顕微受精が行なわれる。

女性側の原因には排卵や受精や着床の障害等があるが、診断に基づいて種々の薬物療法や手術療法、そして体外受精が行なわれている。

生殖補助医療

治療しても受精可能な精子や卵子を作れない場合もある。また不妊症ではないけれども、夫婦の一方に遺伝病があって子供に伝えることを望まない場合もある。このような場合に、提供された精子を用いる人工授精や、他の人から提供された卵子や精子を使っての体外受精も可能だ。受精卵が分割を始めた状態を胚《はい》というが、夫婦が精子と卵子のどちらも作れない場合、胚の提供を受けての妊娠も可能だ。

2003年（平成15）4月に厚生科学審議会生殖補助医療部会は、「精子・卵子・胚の提供等による生殖補助医療制度の整備に関する報告書」を取りまとめた。①生まれてくる子の福祉を優先する、②人を専ら生殖の手段として扱ってはならない、③安全性に十分配慮する、④優生思想を排除する、⑤商業主義を排除する、⑥人間の尊厳を守る、を基本的な考え方とした。提供された卵子による体外受精に関しては、「卵子の提供を受けなければ妊娠できない夫婦に限って、提供された卵子による体外受精を受けることができる」とした。

提供された胚の移植に関しては、「子の福祉のために安定した養育のための環境整備が十分になされることを条件として、胚の提供を受けなければ妊娠できない夫婦に対して、最終的な選択として提供された胚の移植を認める。ただし、提供を受けることができる胚は、他の夫婦が自己の胚移植のために得た胚に限ることとし、精子・卵子両方の提供によって得られる胚の移植は認めない。なお、個別の事例ごとに、実施医療施設の倫理委員会及び公的管理運営機関の審査会にて実施の適否に関する審査を行なう」とした。代理懐胎については「代理懐胎（代理母・借り腹）は禁止する」となった。

報告書の「実施医療施設の倫理委員会における人的要件等」には、宗教関係者が入っていない。ローマの医療施設で質問したところ、イタリアでは倫理委員会に必ず神父が委員として参加しているという。人の生死に関わる問題は宗教の根本問題であり、世界の常識では宗教関係者の委員が必要なのだ。

生殖補助医療には、「残った胚の利用」という別の重要な倫理的宗教的問題がある。これに関しては、次回に書く。

夢の再生医療——生存の渇愛

〔2004年1月〕

長寿願望

新年を迎えて、また一つ年をとった。今や日本は世界一の長寿国となり、平均寿命は80歳を超えた。スウェーデンやイタリアその他の先進国もほぼ同じで、平均寿命は80歳くらいだ。しかし、地球上にはまだ平均寿命が40歳以下の国もある。日本も昔は30歳くらいだった。日本人の平均寿命が50歳を超えたのは第二次世界大戦後で、主に感染症などによる死亡が減少したことによる。

平均寿命が延びても永遠に生きられる人はなく、最終的な人の死亡率が100%であることは、今でもお釈迦さまの時代と変わりはない。

お釈迦さまが説かれた「生老病死苦《しょうろうびょうしく》」の原因としての生存の渇愛によって、人は生き延びようとして苦しむ。重要な臓器や組織の機能が喪失したとき、生き延びるためには新たに臓器組織を手に入れる必要がある。臓器移植や人工臓器に限界が感じられるなか、この願いにこたえるために、再生医療の研究が進んでいる。

再生医療

血管再生療法が２００３年（平成15）７月から「高度先進医療」に指定され、関西医大・久留米大・自治医大の三つの大学病院で、保険診療のもとで治療が受けられるようになった。いよいよ再生医療が身近になってきたのだ。再生医療は、病気や外傷によって失われた臓器や組織の機能を、再生能力をもった細胞を利用して取り戻す医療だ。現在不治である多くの病気の治療法研究に道を開き、病気で苦しむ人に多大な利益をもたらす可能性がある。

ヒトの受精卵は分裂を繰り返して、しだいに皮膚・脳神経・心臓・血管・肝臓等の細胞に分化する。すでに分化した細胞は、そのままでは再生の能力がない。増殖し分化する能力をもった細胞を「幹細胞」という。前記の血管再生療法は、患者自身の骨髄液中にある幹細胞を用いた治療法だ。幹細胞は脂肪組織や小腸粘膜・皮膚・神経・肝臓などにもあり、今後その他の臓器でも見つかる可能性がある。

ヒトの受精卵から作られるヒト胚性幹細胞（ヒトＥＳ細胞）は、あらゆる組織に分化する能力をもっている。このヒトＥＳ細胞は、「残った胚の利用」で作られる。生殖補助医療では、一度で成功しない場合にそなえて、体外受精胚を複数作る。子供をもつことができた結果、使用されないことが決まった受精胚は、夫婦の承諾を得て廃棄される。適切な説明と同意のもとに、廃棄の決まった受精胚の提供を受けてヒトＥＳ細胞を作ることを、２００１年（平成13）文部科学省「ヒトＥＳ細胞の樹立及び使用に関する指針」で認めた。ヒトＥＳ細胞の再生医療への応用は、人びとの健康や福祉の向上に大きく貢献する可能性が高いからだ。ヒトＥＳ細胞から、皮膚の細胞・造血細胞・インスリン産生細胞などがすでに作られている。

さらにクローン技術が期待されている。クローン羊ドリーは、核を除いた未受精卵に体細胞の核を移植して作られた。この技術をヒトに応用して、患者自身のクローン胚を作って再生医療に用いれば、自分自身と同じ細胞なので拒絶反応が起こらない。クローン技術で作った自分の遺伝子をもつＥＳ細胞から、自分自身の心臓や肝臓や脳神経の組織を再生することは、近い将来実現可能な夢の医療なのだ。

人クローン胚を胎内に移植すれば、ひじょうに少ないけれども、「人」になり得る可能性をもっている。そして「ヒトに関するクローン技術等の規制に関する法律」によって、人クローン胚等を人または動物の胎内に移植することは、罰則付きで禁じられている。

人はいつ生まれるのか

生は過程であって、生まれる瞬間を科学的に決めることはできない。同様に、死も過程であって、死ぬ瞬間を科学的に決めることはできない。

受精卵は人であろうか。もしそうであれば、子宮内避妊具で受精卵の着床を防止している人は殺人者ということになってしまう。

受精後約2週間が過ぎて臓器の分化が始まる時期を、生命の始まりとする考えがある。それ以前の時期をヒトとモノの中間「人の生命の萌芽」とする考えだ。「人の生命の萌芽」は人と同じではないが、人になる可能性がある存在であり、人の組織や細胞と同列に扱うことはできない。「人の生命の萌芽」であるヒト胚は人に準じた尊厳をもって扱われるべきだと考えられている。

他方で、人には幸福を追求する権利があり、日本国憲法第13条でも保障されている。再生医療は人に多大な幸福をもたらす可能性がある。では、苦しんでいる人を救うために「人の生命の萌芽」を消失してよいだろうか。ここにも、「自己の生存のために他者の非生存が必要」という「悪」が介在する。私たちは将来、ある種の後ろめたさを感じつつ、また「人の生命の萌芽」に感謝しつつ、再生医療の恩恵を受けることになるだろう。

涅槃と世界平和——死の渇愛

〔2004年2月〕

二つの涅槃

もうすぐ2月15日、日本の寺では涅槃会《ねはんえ》が行なわれる。スリランカなどの上座部仏教では、涅槃会とともに降誕会《ごうたんえ》と成道会《じょうどうえ》が同じインド暦第二の月ヴァイサーカ月の15日に行なわれている。陰暦15日は満月であり、布薩《ふさつ》という仏教徒定期集会の日でもあるので、これに合わせて15日にしたようだ。ヴァイサーカ月は太陽暦の4月から5月ごろに当たるが第二の月なので2月と訳された。前にも書いたが、実際の釈尊の入滅《にゅうめつ》は雨安居《うあんご》が明けて3か月後であり、陰暦10月ごろだと思われる。

釈尊が説いた涅槃は現世において到達すべきものであったが、しだいに涅槃は死と関連づけられるようになっていった。ジャイナ教などの影響を受けて、生きている間は有余《うよ》涅槃、死んで無《む》余《よ》涅槃といわれるようになったのだ。涅槃は苦の消滅であり、四苦八苦を総称した五つの執着である「色《しき》・受《じゅ》・想《そう》・行《ぎょう》・識《しき》」という我執《がしゅう》の滅尽《めつじん》を意味する。これが、生きた肉体がある間はいまだ完全でない、と解釈された。涅槃会というときの涅槃は般《はつ》涅槃（パリ・ニルヴァーナ）で、完全な涅槃、無余涅槃を意味する。

無余涅槃の前提に有余涅槃があるのだから、単に死ぬことは涅槃ではない。しかし、仏教は自殺を宗教的実践にした、という一部の誤解もある。自殺に関する有名な著作であるデュルケーム『自殺論』には多くの宗教的自殺が挙げられているが、仏教は自殺を禁じた、と正しく指摘している。

お釈迦さまは集諦《じったい》において、苦の原因は生殖欲と生存欲と死亡欲等の渇愛であると説かれている。そして滅諦《めったい》すなわち涅槃は、これらの渇愛の滅尽であり、苦の消滅であり、無執着であると説かれた。したがって、生殖にも生存にも執着せず、自殺もしないのが涅槃なのだ。

人の死と宗教

人は必ず死ぬ。もし、自分にとって最も価値あるものが自己の命であったなら、その最も価値あるものが失われる苦しみには耐えられないだろう。自分の命を超えた価値あるものがあったなら、それをその人の宗教という。そのような宗教を得ることができた人は、限られた命でも生きることができる。しかし、限りある命を生きるうえで有用な宗教が、時として自殺の原因になってしまうこともある。自分の命よりも価値あるもののためならば、命を捨てる覚悟も可能なのだろう。現在、世界では自爆テロが多発している。これに関連してジハードという宗教的な言葉も聞かれるが、私は旧日本軍の神風特攻隊を連想してしまう。彼らは果たして、自己の命より大事なものために死ぬことを志願したのだろうか。そうではないように思える。前掲デュルケーム『自殺論』で指摘されている、「集団本意的自殺」が実状だと思う。そうせざるを得ないように、社会が個人を追い込んでいるのだ。

イラク復興支援と放射能

日本の自衛隊がイラク復興支援のために派遣される。平和目的ではあるが、現在のイラクは危険な場所だ。核被爆国の日本人かつ放射線障害防止法の放射線取扱主任者である立場から、私はイラクで使われた劣化ウラン弾の危険性を心配する。日本の自衛隊が放射能汚染の調査を行なえば、イラクの人びとの放射線障害防止による健康に貢献できるとともに、自衛隊員の安全確保にもなると思う。

劣化ウランとは、核燃料として使用するウラン235を濃縮した残りのウランという意味で、大部分がウラン238から成る放射性廃棄物だ。ウランの比重は鉛よりも1・65倍重いので、砲弾に使用すると強い破壊力が得られる。バンカーバスターというウラン爆弾は、厚さ10メートルのコンクリートを貫通するという。しかも貫通時の高熱でウランが燃焼して、さらに人間を殺す。そして燃焼したウランは酸化ウランとなり、重金属としての化学的毒性と放射能という二つの面で環境を汚染する。ウランはアルファ線を出す放射能であり、少量の内部被曝でも肺がんや白血病の危険性を高める。イラクでは2回の戦争で数百トンのウラン弾が発射されたようだ。ウランの酸化物の微粒子は風に乗って広く拡散し、土壌や水が汚染され、そして食料が汚染される。しかもウランの半減期は45億年という、人間の寿命に比べれば永久に等しい時間なのだ。

お釈迦さまは他宗教を尊敬した

大般涅槃経《だいはつねはん》は、お釈迦さまが他宗教を尊敬し、そして戦争を回避させた話から始まっている。最後の旅に出る少し前、王舎城の鷲の峰での出来事だ。お釈迦さまは当時最強であったマガダ国阿闍世王《あじゃせ》の使いの大臣から、「ヴリッジ族を攻め滅ぼすべきか」と問われた。そして「ヴリッジの人たちがヴリッジの宗教を敬い続けるかぎり、かつさまざまな宗教家たちを敬い続けるかぎり繁栄を続けるであろう」等の答えをされた。そして阿闍世王は戦争を控えたのであった。

涅槃の理想を世界に広めて、争いのない世界が実現することを願う。

〔2004年3月〕

彼岸と免疫――我の防御と他者の排除

般若波羅蜜

もうすぐ春彼岸、春分の日の前後各3日間に古くから追善供養の風習がある。

春分の日は、国立天文台からの情報に基づいて、春分の時刻を含む日に決定され、前年2月の官報で公表される。法律で「自然をたたえ生物をいつくしむ日」とされているが、1878年（明治11）からの宮中行事「春季皇霊祭」で祝日となった。

彼岸会《ひがんえ》は日本独自の仏教行事であり、『日本後紀』に「大同元年（806）崇道天皇のために春秋七日間諸国国分寺の僧に金剛般若経《こんごうはんにゃ》を読ませた」とあるのが最初のようだ。権力闘争の末、断食して死んだ弟のために桓武天皇が始めた法会で、観無量寿経《かんむりょうじゅ》の阿闍世《あじゃせ》王の物語に共通性が認められる。そして同経の日想観《にっそうかん》から、真西に太陽が沈む春分の日が選ばれたものと思われる。読誦《どくじゅ》された経典が金剛般若波羅蜜《はらみつ》経であったことが、「彼岸会」の名称の由来だろう。「波羅蜜」は美しく比喩的に到彼岸と訳される。この経典の最初に無執着の菩薩行が説かれ、「筏《いかだ》の譬喩《ひゆ》」が用いられている。

苦の此岸《しがん》から楽の彼岸に渡るための筏、彼岸に渡ったら筏を捨てる、仏教も捨てる。仏教は仏教自身に執着しない。無執着そのものにも執着しない。要約すると、我に関する五つの執着の集まりが苦である、と釈尊は説かれた。そして、般若心経《はんにゃしんぎょう》では、我が身体（色《しき》）と心（受・想・行・識）への執着、五取蘊《ごしゅうん》が空っぽになった理想の状態が、般若波羅蜜だ。菩薩は多数の苦しむ衆生《しゅじょう》を彼岸に渡したのだが、自分が渡したということに執着しない。そのような般若波羅蜜が金剛般若経に説かれている。

我思う、故に我あり？

デカルトの「我思う、故に我あり」の論理学的な誤りが、20世紀半ばに指摘された。ライルの有名な「範疇誤謬《はんちゅうごびゅう》」で、「色《しき》は我であるか？受《じゅ》は我であるか？」という釈尊の説法に似ている。ライルの証明は簡単で、およそ次のような指摘だ。オクスフォード大学を訪れた人が、大学とは何かと質問した。そこで大学を案内し、ここが図書館、ここが講堂、ここが運動場です、等々説明した。しかし訪問者は、図書館や講堂や運動場等々はわかりましたが、大学はどこにあったのですか？と言ったという。ライルによれば、「我」と「色・受・想・行・識」などの要素とは、範疇が違うのだ。

釈尊が「色は我であるか？我がものであるか？」と質問する目的は、執着を離れさせるためだ。色は無常であり、必ず年老いて死ぬ。無常であることは思いどおりにならない。我、我がものであれば思いどおりになるであろう。思いどおりにならないのだから、色は我ではない、我がものではない。このように思って、色に対する執着を離れる。同様にして、受想行識に対する執着を離れることを釈尊は説かれた。

免疫は我の防御と他者の排除

麻疹《ましん》に一度かかって治ると、次に麻疹患者に接触しても麻疹にはかからない。このような現象を「免疫」という。我、我がもの、という自己の認識が免疫の基本だ。一つの受精卵が分裂してできた、同じ遺伝子をもつ細胞の集まりとして、一人の人間の身体がある。同じ遺伝子から作られる蛋白《たんぱく》は同じであり、その分解産物も同じだ。この蛋白分解産物を細胞の表面に提示する場所があって、自己主要組織適合抗原複合体と呼ばれる。

細菌やウイルスその他病原体の感染から身体を防御し、またがん細胞の発生を見張る役割をもった免疫細胞があり、Tリンパ球と呼ばれている。Tは胸腺の意味で、骨髄の幹細胞から作られ、胸腺で教育されてTリンパ球ができる。どのように教育されるかというと、自己の遺伝子由来の蛋白分解産物、すなわち、自己抗原と反応するTリンパ球が除かれるのだ。非自己の遺伝子、あるいは、がん化した遺伝子由来の蛋白分解産物と反応するTリンパ球だけが、残ることになる。

さらに、貪食《どんしょく》能力のある細胞としてマクロファージがあり、細菌等を貪食して分解産物を提示する。提示された抗原にTリンパ球受容体が結合すると、そのTリンパ球は活性化する。Tリンパ球には、他の免疫細胞を助けるヘルパーT細胞と、非自己の細胞を殺すキラーT細胞がある。Tリンパ球の他にBリンパ球があり、これが抗体を作る。続いて起こる反応には、これらの免疫関連の細胞に抗体および補体が加わる。すなわち炎症反応で、局所の熱発・発赤・腫脹・疼痛等を伴う。

免疫反応が弱まると病原体に対する抵抗力が低下し、また、がんの発生が高まる。免疫で重要な胸腺は、体重との比率でみれば乳児期に最も大きい。量的には思春期に最大となる。免疫の老化現象は20代にすでに始まるのだ。

後天性免疫不全症候群（エイズ）は、ヒト免疫不全ウイルス（HIV）に感染して発病し、免疫不全になった状態をいう。我を防御する免疫が低下した結果、日和見《ひよりみ》感染や日和見腫瘍《しゅよう》が発生する。釈尊の無我を「我が無い」と解釈すると、免疫不全状態のような病的な意味になってしまう。我を制御し、我という執着を離れて生きることを、釈尊は説かれたのだと思う。

降誕とアレルギー――衛生と花粉症

〔2004年4月〕

マヤ夫人、万が一の死亡

4月8日は花祭り、お釈迦さまの誕生は喜ばしいが、生母のマヤ夫人は産後1週間で亡くなられたという。死亡原因は産褥《さんじょく》熱（産後の細菌感染症）であった可能性が高い。

19世紀半ば、ハンガリーの産科医ゼンメルワイスは、出産介助の前に手を洗うことで産褥熱が防げることを発見した。この少し後、パスツールは感染症の原因が細菌であることを説き、これがコッホにより完璧な実験で証明された。パスツールが考案した低温殺菌法（パスツリゼーション）はワインの腐敗を防ぎ、巨万の利益をフランスにもたらした。免疫治療の普及は18世紀末ジェンナーの種痘《しゅとう》に始まるが、パスツールのワクチン開発は多くの感染症治療に道を開いた。細菌そのものではなく細菌の産生した毒素が破傷風という病気を起こすことを証明し、かつ抗毒素血清を作って治療を可能にした北里柴三郎の功績も光っている。

20世紀前半、フレミングによって抗生物質が発見された。その後の研究で実際にペニシリンが作られ、平均寿命が急上昇する結果となった。そして現在、先進国の妊産婦死亡は万が一以下となっている。

アレルギーは自己の過剰防衛

20世紀初めオーストリアの小児科医ピルケは、防御反応である免疫反応が過敏症という自己に不利益な反応を起こす場合があることに注目し、変わった（アロス）反応（エルゴ）という意味のギリシャ語からアレルギーという言葉を定義した。

前回書いたように、免疫の基本は自己と非自己の識別だ。そして非自己と認識される物質を抗《こう》原《げん》といい、その抗原に結合する抗体が抗原ごとに作られる。抗体の中にはアレルギーに関係するIgE抗体があり、これが肥満細胞に結合して抗原を待つ。2度目に抗原が侵入して肥満細胞のIgE抗体と結合すると、肥満細胞からヒスタミンなどのさまざまな科学物質が放出されてアレルギー反応を引き起こす。放出された化学物質が皮膚に作用して蕁麻疹《じんましん》、鼻粘膜に作用してアレルギー性鼻炎、気管支に作用して喘息《ぜんそく》発作を引き起こす。

このような反応は抗原が侵入してから30分以内に起こるので即時型アレルギー反応と呼ばれる。一般的なアレルギー疾患の多くが即時型アレルギーだ。

アレルギーには抗体よりも細胞性免疫に関係するものがあり、2度目に抗原が侵入すると、リンパ球・好中球・マクロファージなど細胞性免疫の部隊が呼び集められて、炎症反応が起こる。この反応は1～2日を要するので、遅延型アレルギー反応という。この型にはツベルクリン反応や接触性皮膚炎などがある。

さらに関節リウマチのアレルギー反応など、即時型でも遅延型でもない型のアレルギーもある。古代エジプトの王の墓標に、蜂に刺されて死亡したという記載があるらしい。蜂の毒は人を殺すほど強力ではなく、せいぜい刺された部位が腫《は》れあがる程度だ。しかし蜂の毒にアレルギーの人は、急性循環不全を起こして死に至ることもある。アナフィラキシー・ショックといい、血圧が下がって心臓が止まってしまう状態だ。蕁麻疹や喘息を伴うことも多い。

蜂アレルギーの人が蜂に刺された場合には、心臓停止に至る前に医療機関で治療を受ける必要がある。この目的でエピペンという昇圧剤の自己注射が、昨年（2003年）から日本でも認められた。これで医師の治療を受けるまで10数分の時間をかせぐことができる。

増加するアレルギー疾患

喘息は西暦紀元前ヒポクラテスの時代からあるそうだが、近年急増している。以前はほとんどなかった花粉症が、今ではひじょうに多い病気になった。アレルギー発症には、遺伝的因子と環境因子の双方が関係するが、変化したのは主に環境因子のほうと考えられる。その一つとして、生活環境の変化によるダニやカビのようなアレルギー抗原の増加がある。しかしスギ花粉などは以前から飛んでいたのであり、飛散量の増加だけでは花粉症急増の説明はできない。

免疫は、細菌などの侵入に対して、自己を防御する働きだ。ところが衛生の向上や抗生剤の進歩等で、免疫力が低下している高齢者を除いて、感染症が激減した。なかでも結核と寄生虫症の減少が注目されている。とくに寄生虫感染では、他の感染症と違ってＩｇＥ抗体が作られる。できたＩｇＥ抗体は肥満細胞に結合して、寄生虫から生体を防護する。すでに寄生虫抗原に対するＩｇＥ抗体が結合した肥満細胞には、花粉ＩｇＥ抗体が結合する余地がなくなっていると考えられる。ところが寄生虫という外敵がいなくなった結果、外敵から自己を守るための武器が自己を傷つけるようになってしまったのだ。

気管支喘息や蕁麻疹などは、心理的要因との関連も認められている。証拠に基づく医学を根拠にした、医師による治療が必須であるが、さらに加えて自己の心の制御が治療に役立つと考えられる。

端午の節句とリウマチ――鯉のぼりと整形外科学

〔2004年5月〕

子供をまっすぐに育てる

万葉の時代には端午《たんご》の節句に、菖蒲《しょうぶ》などの薬草を摘んで健康を願った。武士の時代になって、「菖蒲」は「尚武」へと変わり、男子の誕生を祝って幟《のぼり》を立てた。これが庶民の間で「鯉のぼり(幟)」へと変化した。鯉のぼりは「登竜門」の故事に由来し、子供の元気な成長を願って立てられる。

日本で鯉のぼりが普及したのは江戸時代中期のようだが、同じころに西洋で子供をまっすぐに育てる医学が誕生した。それはフランスのニコラス・アンドレという医師によって、オルソペディアと名づけられた。日本語では整形外科学と訳されるが、オルソは「まっすぐ」ペディアは「子供」を意味する。

当時は手足や背骨や関節が曲がった子供が多かった。今ではワクチンによってポリオがほとんどなくなった。ビタミンD欠乏性くる病も、食生活の改善でひじょうにまれな病気となった。脊《せき》椎《つい》カリエスも、結核が治療できるようになって激減した。しかしまだ治療が難しい骨や関節の病気がたくさんある。その一つに関節リウマチがある。

関節リウマチとアレルギー

関節リウマチは35歳から55歳の女性に好発し、日本全国で約90万人が罹患《りかん》している。女性ホルモンが影響し、妊娠で改善、出産後に悪化する。縄文人骨に関節リウマチが見つかり、この病気が日本に縄文時代からあることが確認されている。古代ギリシャの医師ヒポクラテスが関節リウマチについて記載した。ギリシャ語で「リウマ」は「流れ」を意味し、なぜか「頭から流れる病気」と考えられていた。現代では前回書いたアレルギーの一つに分類されているが、その原因に関して完全にはわかっていない。

子供が溶連菌《ようれんきん》感染症後にかかるリウマチ熱で心臓病や関節炎を起こすが、これは溶連菌と心臓や関節の蛋白《たんぱく》が似ていて、共通の抗体ができてしまうためだ。溶連菌に対する抗体が心炎や関節炎を起こす、いわゆる自己免疫疾患だ。関節リウマチに関しては先行する細菌感染は認められない。

関節リウマチという病気自体は遺伝しないが、かかりやすさには遺伝性が認められている。免疫に関する遺伝で、前々回書いた自己主要組織適合抗原に関わる遺伝子（HLA遺伝子）のうち、DR4という遺伝子をもつ人がかかりやすいようだ。さらにDNAレベルで検討され、関節リウマチに関係する部位が明らかにされている。

関節リウマチ患者の血中に高頻度に認められるリウマチ因子は、抗体である免疫グロブリンIgGの構造の一部に反応する自己抗体だ。変性したIgGとリウマチ因子による免疫複合体が関節等に沈着し、これが補体を活性化して炎症を起こす。腫瘍壊死《しゅようえし》因子α（TNFα）などの炎症性サイトカインが関与する。炎症は主に関節軟骨を包む袋である滑膜に起きる。多関節の痛みと腫脹が続く。炎症性の滑膜が増殖して関節や骨の破壊が進み、関節の変形や機能障害をきたす。

初発症状は関節の痛みと腫脹《しゅちょう》、朝のこわばりなどだ。朝のこわばりは、朝起きて関節を動かすときに抵抗がある状態だ。とくに手の指に起きるのが典型的で、1時間以上続く。活動性の滑膜炎の症状は関節の腫脹と熱感で、指の関節では身体に近いほうの関節が侵されやすく、指先の関節ではまれだ。

関節外症状として、間質性肺炎や肺線維症《はいせんいしょう》を起こすと、咳《せき》や呼吸困難などが出現する。

関節リウマチの治療

最近は早期診断の必要性と、早期からの強力な治療の重要性が指摘されている。治療薬としては、非ステロイド抗炎症薬と抗リウマチ薬とステロイドがある。

非ステロイド抗炎症薬では、副作用が少ない選択的COX2阻害剤が使われるようになった。発症後2年以上経過すると治癒の可能性は少なくなり、また骨破壊も始まるので、早期に積極的に抗リウマチ薬を使用する。免疫抑制剤のメソトレキセートは少量の間欠的使用で抗リウマチ作用を示し、これを早期に開始することが望ましい。これらの薬剤の使用は、手術における刃物の使用と同様、訓練を受けた医師によって行なわれる。

ステロイド剤には強力な抗炎症作用と免疫抑制作用があるが、長期連用による離脱困難や重篤な副作用が問題で、安易に使用すべきではない。しかし、少量の内服で関節破壊の進行を遅らせる、という報告もある。関節外症状の活動性間質性肺炎や血管炎などが併発した場合には、積極的に使用する。

手術療法には、人工関節置換術など関節の機能を再建する手術と、滑膜切除術など病気をコントロールする手術がある。適切な装具の使用や、関節可動域の保持と筋力の維持増強等のリハビリテーションも重要だ。

TNFαに対する抗体製剤などによる抗サイトカイン療法、その他将来的には遺伝子研究に基づいた治療薬（ゲノム創薬）の効果が期待されている。

檀那とドナー――骨髄の布施行

〔2004年6月〕

移植免疫

6月を意味する水無月《みなづき》の語源には多くの説があるが、「皆仕尽月」や「雷月」よりも、田ごとに水を張る「水の月」のほうがもっともらしく思える。水無月という名は稲作に関連して付けられたようだ。稲作はお釈迦さまとも関係が深い。釈尊の父親は浄飯王《じょうぼんのう》で、その弟4人の名前にも皆「飯」が含まれている。

水が一切有情の喉の渇きを潤す如く、仏の智慧は渇愛から生ずる一切の苦を鎮める。渇愛から生ずる一切の苦を、釈尊は四苦八苦の最後の「五取蘊苦《ごしゅうんく》」にまとめられた。それは「我、我がもの」という執着の要素だ。渇愛によって苦があり、渇愛が滅すれば苦も滅する。すなわち「我、我がもの」という執着が滅する。このような無執着から布施行《ふせぎょう》がなされる。施者・受者・施物の三者に執着しない「三輪清浄《さんりんしょうじょう》」の布施だ。

布施は梵語「ダーナ」の訳語だが、これの音写が「檀那《だんな》」だ。臓器提供者を「ドナー」というが、これも贈り物をする人という意味であって、「ダーナ」や「檀那」と共通の印欧語由来と思われる。

生体内では、「我、我がもの」という自己の認識と他者の排除が免疫の基本だ。これまで感染症、アレルギー、リウマチと3回にわたって免疫について書いてきたが、今月は「布施とドナー」に関連して移植免疫を話題にする。

HLA型と多数のアダム

自己を認識するうえで重要な自己主要組織適合抗原複合体（2004年3月参照）を、ヒトではHLA（ヒト白血球抗原）と呼ぶ。HLAは両親から半分ずつ遺伝的に受け継ぐので、兄弟姉妹では4分の1の割合で一致する。しかし非血縁者間では数百〜数万分の1しか一致しない。珍しいHLA型では一致する割合が少なくなる。HLAが一致しない臓器移植では、拒絶反応が起こりやすく成功の可能性が減る。HLAの適合度が高いほど移植の成績が良好となる。

以前にミトコンドリア・イヴの話を紹介した（2003年7月）。ミトコンドリアDNAの研究から、人類の祖先に関して母系を一直線で辿ることができる。そして現代の人類はすべて14万年前から29万年前の一人の女性の子孫だと考えられた。しかし、HLA型の多様性はひじょうに多く、ミトコンドリア・イヴの年代よりもはるかな昔、その100倍くらいの時間をかけて進化してきたと考えられる。すなわち、イヴは一人でも、アダムはひじょうに大勢いたと結論されるのだ。

骨髄バンクと骨髄移植

白血病など他の治療によって治癒の可能性がない場合でも、骨髄移植を受けられれば生存できる可能性が高い。しかし現実にはＨＬＡ適合者が見つかるのを待っている間に、たくさんの患者さんが死亡している。骨髄バンクにドナー登録をする人が増えれば、助かる患者さんも増えることになる。ドナー登録には少量の採血検査が必要なだけだ。

骨髄移植を受ける患者さんには、抗がん剤の大量投与が行なわれる。全身の放射線照射が併用されることもある。このために本人の骨髄では血球が作れなくなる。感染に弱くなるので無菌室に入り、胃腸なども殺菌を受ける。この段階でドナーが交通事故などにあい、提供が中止されるとたいへんだ。患者さんの回復の可能性はなくなってしまう。

ドナーは全身麻酔を受けたあと、骨盤の骨から注射器で骨髄液を吸引される。6～10か所くらいから合計数１００ミリリットルの骨髄液採取となる。全身麻酔をしているので痛みはないが、通常の全身麻酔と同じ程度の危険がある。日本において、骨髄バンクでは死亡例がないが、血縁者間移植で1例の死亡例がある。通常は骨髄採取後2～3日で退院可能だ。

骨髄移植は、ドナーから採取した骨髄液の点滴注射によって行なわれる。ドナーと赤血球型が異なっている場合でも、適切な処理を行なって骨髄移植を受けることができる。その場合、移植後の血液型はドナーの血液型に変わる。

骨髄提供と三輪清浄

日本骨髄バンクのドナー（施者）と骨髄移植患者（受者）は、お互いに相手が誰なのかを知ることができない。施者・受者・施物の三者に執着しない布施を実現するためにも、このシステムは役に立っていると考えられる。どこの誰かを知ることはないが、HLA型が適合した施者と受者は遺伝的にひじょうに近い関係にある。はるかな時を隔てて遭遇し、助け助けられた真の肉親同士と考えることもできる。

十住毘婆沙論《じゅうじゅうびばしゃろん》に、骨髄の布施が説かれている。そこでは般若《はんにゃ》経典の、常啼菩薩《じょうたいぼさつ》の話を例示している。しかし、骨髄移植が可能となったのは最近であり、経論に出ている骨髄の布施が実際に可能なわけではなかった。だから骨髄の布施行を行なった歴史上の菩薩は、遠い過去には実在しないのだ。さらに、近い将来には再生医療が進歩して、骨髄提供の必要性がなくなってしまう。私の友人で実際に骨髄を提供した僧侶がいる。骨髄の布施ができるのは、今しかないチャンスなのだ。

現代医学と民間療法――がんの免疫療法

〔2004年7月〕

七夕に願うこと

7月7日は七夕《たなばた》、私たちの診療所や介護老人保健施設でも、それぞれ願いごとを書いた短冊をつけて竹飾りを立てる。お盆の準備に関連した「棚機《たなばた》」と古代中国の星祭り「乞巧奠《きこうでん》」が合わさって、七夕の行事となったようだ。天の川を挟んで織姫と彦星が年に1回だけ会えるという話だ。科学的にはこの二つの星は15光年も離れているのだが、空想で楽しむのは自由だ。私たちの竹飾りには、「病気が治りますように」と書かれた短冊が最も多い。不治の病であっても、治ることを夢見ることはできる。

遠隔転移を伴った進行がんなどで現代医学で治癒不可能な場合、他に治癒可能な治療法はない。『一期大要秘密集《いちごたいようひみつしゅう》』（覚鑁《かくばん》）にいう「身命《しんみょう》を惜しまざる用心」が必要となる。しかし藁《わら》にもすがる思いから、効果のない民間療法に高いお金を払ってしまう人もいる。そのなかにがんの免疫療法に関係したものがある。今回は免疫に関する話題の5回目として、「がんの免疫療法」を紹介する。

現代医学と民間療法の違い

同じ「がんの免疫療法」という言葉を使っても、証拠に基づいた現代医学と無批判の民間療法とではまったく違う。

現代医学では治らなかった症例を大事にし、民間療法では治った例を宣伝に使っている。治った事例だけを集めても、その治療が有効である証拠にはならない。その治療を行なった場合と行なわない場合合で、治った数と治らなかった数を比較する。それで初めて有効無効がわかる。そのような科学的批判を通れば、その治療法は現代医学と呼ばれる。科学的批判を通らないか、あるいは通す努力を怠っている治療法が民間療法と呼ばれる。したがって民間療法は信頼できない。

科学である現代医学では、実験という厳しいテストが行なわれる。最終的には人間を対象とした実験によらざるをえない。そのような人体実験が、「説明と同意（インフォームド・コンセント）」を原則とする、次のような「ヘルシンキ宣言」に従って行なわれる。被験者の福利に対する配慮が、科学的および社会的利益よりも優先されなければならない。すべて人体実験の内容は、実験計画書の中に明示されていなければならない。この計画書は、考察・論評・助言および承認を得るために、倫理審査委員会に提出されなければならない。この委員会は、研究者・スポンサーおよびそれ以外の不適当な影響を及ぼすすべてのものから独立していることを要する、等々。

ヘルシンキ宣言を遵守《じゅんしゅ》していない研究論文は受付けられない。受付けられた論文はレフェリーによって批判的に審査され、合格したものだけが学術雑誌に掲載されて現代医学の一部となる。これが済んでいない治療法が民間療法であり、独立した委員会による倫理審査を受けずに人体実験をしているようなものだ。

信頼できる治療法の見分け方

通常は、医療保険の適応になっているか否かによって、その治療法が信頼できるか否かを見分けることができる。現在の保険診療では、保険で認めていない検査・手術・薬剤などにかかる費用を患者に請求することはできない。保険診療と自由診療の混合診療の禁止だ。だから原則として、保険がきかない薬の分を自費で支払うというようなことはない。自由診療であれば全額自己負担となる。ここで「保険がきかない薬」が問題となる。保険適応になっていないということは、一般的には、効果が認められていないことを意味する。しかし中には、まだ適応になっていないけれども、有効である証拠がすでにあって今後適応追加になる可能性が高いという場合もある。これを見分けるためには学術論文を読む必要があるので、一般的には信頼できる医師に判断してもらうことになる。別の医師にセカンドオピニオンを求めてもよい。

がんの免疫療法

非自己を排除する働きである免疫を利用して、がんの治療を行なう。これは理論的には期待されたので、以前からいくつかのがんワクチンやリンパ球療法が試みられた。しかしその多くは客観的有効性が証明されず、民間療法の域にとどまっていた。実用的ながん免疫療法が出現するためには、免疫学の進歩を待つ必要があったのだ。

ハーセプチンという抗体を用いたがん免疫療法がある。ヒトがん遺伝子ハーツー（HER2）の遺伝子産物であるハーツー蛋白《たんぱく》は、がん細胞を増殖させる因子の受容体だ。ハーツー蛋白が過剰発現したがんは増殖が早い。ハーセプチンはハーツー蛋白に対する抗体だ。乳がんでは約25％でハーツー蛋白の過剰発現が見られる。このうちハーセプチンは約20％で腫瘍《しゅよう》縮小効果を認め、効果の持続は平均9か月であった。

期待されるがん免疫療法に、樹状細胞療法がある。前（2004年3月）に書いたように、Tリンパ球が活性化してキラーT細胞になるためには、抗原を提示する細胞によって刺激される必要がある。強力な抗原提示細胞に樹状細胞があり、1個の樹状細胞で数百から数千のリンパ球が刺激される。患者本人から採取した樹状細胞を体外でがん細胞の抗原とともに培養して体内に戻す、などの免疫療法の臨床試験が現在進行中だ。

盂蘭盆会と餓鬼道――食べられない病気

〔2004年8月〕

日本独自の「お盆」

8月には月遅れのお盆があり、日本民族大移動の月だ。お盆（盂蘭盆会《うらぼんえ》）は立秋過ぎ旧暦7月15日を中心とした行事だった。しかし1872年（明治5）の改暦でグレゴリオ暦が採用された結果、7月15日は満月ではなくなり、かつ梅雨の時期にずれてしまった。明治新政府のお膝元である東京近辺では、改暦に従ってお盆も新暦で行なわれた。しかし他の地域では旧暦のまま、あるいは月遅れで行なうようになった。照明が発達して盆踊りに月明かりの必要性もなくなって、現在では東京以外の大部分の地域で月遅れのお盆が行なわれている。

盂蘭盆という言葉の由来は、「逆さ吊り」を意味する梵語と「死者の霊魂」を意味するイランの言語との2説がある。インドで古い農耕儀礼の祖霊祭祀が雨安居《うあんご》の終わりの法要と習合し、中国でさらに中元と結びついて、聖徳太子の時代に日本に伝わり、日本に古くからあった先祖の霊を迎える祭祀と習合したようだ。インド以外の成立と考えられている盂蘭盆経は、餓鬼道《がきどう》に堕ちていた母のために目連尊者《もくれんそんじゃ》が追善供養《ついぜんくよう》を行なった話だ。雨安居の最後の日に阿羅漢《あらかん》（供養されるべき修行者）たちに食べ物の布施《ふせ》をした。母のために行なったこの善行（追善）によって、母に楽果を与えることができたと解釈される。

餓鬼道は三悪道の一つで、飢えと渇きに苦しむ世界だ。飲んだり食べたりできないで苦しむ状況は、現代医療の現場にもある。渇愛の制御である仏教こそが、そのような苦の滅尽《めつじん》に役立つはずだが、日本の医療現場に仏教僧侶の姿はない。

嚥下障害と胃瘻栄養

患者さんから「胃カメラを飲む」という言葉を聞く。しかし実際は飲んでもらうわけではなく、医師が挿入するのだ。だから「胃内視鏡検査を受ける」というのが正しい。飲み込むことを「嚥下」というが、辞書には「えんか」と読むと書いてあるのに「えんげ」と読む人が多い。正しく「えんか」と言うと間違っていると誤解されるので、「嚥下」という言葉が使いづらい状況になっている。

病気で食べ物や飲み物を飲み込めなくなった場合に、胃内視鏡を用いて上腹部から胃に穴を開ける手術を行なえば、直接胃に流動食を入れられるようになる。この手術を胃瘻《いろう》造設というが、飲み込めなくなった原因の病気が治るまでの期間であれば、たいへん有用な栄養法といえる。しかし飲み込めない状況が死ぬまで続き、しかも苦しい時間の延命になるとしたら、胃瘻造設を望む人は少ない。今後の病気の経過について本人に詳しく説明して胃瘻造設を希望するかどうか聞ける場合には、本人の自己決定を尊重することができる。しかし認知症や意識障害などで本人の希望が確認できない場合が問題となる。最大多数の最大幸福という原則が必ずしも良い結果になるとは限らない。

ミルが指摘したように、古代ギリシャで正しく行なわれた裁判において、当時最も尊敬されるべき人であったソクラテスを多数決（３６１票対１４０票）で死刑にしてしまった。病気が進行した場合についての自己決定を、あらかじめ本人に聞いておく体制作りが必要だ。

私は常づねこの役割を日本では、菩提寺の僧侶が果たせるのではないかと考えて提言している。法事などで延命と苦痛緩和が両立しない場合について話し、必ず自分の番が来るのであらかじめ本人の自己決定を書いて菩提寺に届けておくように呼びかけるのだ。もちろん個人情報守秘の原則は守られなければならない。このような情報がお寺にあれば、亡くなってからではなく生きている間に僧侶が呼ばれ、当然医師からも頼りにされるようになるだろう。

胃がんと内視鏡検査の勧め

食べられなくなる病気で日本人に多いがんに、胃がんがある。がんによる死亡数は増えているが、胃がん死亡数は近年半減した。しかしいまだに全がん死亡の6分の1が胃がんであり、肺がんに次いで第2位だ。胃がんになっても最初は特別な症状がない。胃がんが進行すると上腹部の症状が現れる。吐き気があると胃の病気を心配する人が多い。しかし脳から子宮までひじょうに多くの原因で吐き気は起きる。吐き気が胃の病気の症状であることもある。胃がんがあるかないかは、レントゲンか内視鏡で胃の中を見なければわからない。最終的には内視鏡で胃生検を行ない、がん組織を確認して確定診断する。

近年は早期胃がんの治療に、内視鏡的粘膜切除術が行なわれている。進行胃がんでは外科手術による切除を基本とする。遠隔転移などで手術不能な胃がんや再発胃がんなどでは、ティーエスワン等の抗がん剤治療が行なわれる。治癒切除が可能な間に胃がんが見つかれば5年生存率は高いが、治癒切除不能な場合には2年生きるのが難しい。40歳を過ぎたら毎年1回検査を受けて、胃がんを早期発見することが勧められる。

お月見と心臓――音を観る

〔2004年9月〕

中秋の名月

秋彼岸の前後半月以内に、中秋《ちゅうしゅう》の名月がある。1872年（明治5）の改暦で7月15日盂蘭盆《うらぼん》会《え》が満月ではなくなったことを前回書いたが、お月見だけは太陽暦に変えられない。中秋の名月は秋の真ん中の満月なので、秋分の日の前後となる。今回は仏教的なお月見の話題とする。

満月15日などに布薩《ふさつ》が行なわれたように、仏教の行事は元来月齢と関係があった。そして仏教を説く譬喩《ひゆ》としても月が用いられる。大乗涅槃経《だいじょうねはんぎょう》が説かれた日も、2月15日であった。この経の月喩品《げつゆほん》で「月の如く」と仏が迦葉《かしょう》に説いている。

月の出没が月そのものの生滅ではないように、不生不滅、仏は常住だ。月の満ち欠けが月そのものの増減ではないように、不増不減だ。月はすべての場所に現れる、水中にも現れる。長距離を旅しても、器に従って水月が現れる。如来の名月もこれの如しと、月に喩《たと》えられる仏性こそが「我」の本来の姿であると説く。

さらに、修行の方法としても月は用いられる。月に心を集中し、新月から満月に至る。欠けたところのない本来の自心を観想する。後に水面に映った月に代えて、掛軸に描かれた満月が用いられるようになった。捨てられようとした割れ鍋蓋に、良寛和尚が「心月輪」と書いた作品は有名だ。心、月輪《がちりん》の如し。月輪は満月であり、清浄と清涼と光明の三義を有する。この三義を観想して「貪《とん》・瞋《じん》・癡《ち》」の三毒を離れる。月の清浄を観じて貪りを離れる。月の清涼を観じて瞋恚《しんに》の熱を冷ます。月の光明によって無知の闇を照らす。胸中に月輪を観じ、我の本来の「心」であると観想する。

「心」という漢字には「こころ」と「心臓」の二つの意味がある。英語のハートも同様だ。しかし梵語では「こころ」と「心臓」は別の言葉だ。たとえば、般若心経《はんにゃしんぎょう》の「心」は心臓を意味するフリダヤという梵語だ。

音を観る

世間の音を観《み》て人びとの「生・老・病・死・苦」を除く観音菩薩の行は、医療の現場でこそ望まれる僧侶の菩薩行だ。観音さまの名称は、法華経普門品《ほけきょうふもんぼん》いわゆる観音経の最初に、「即時に其の音声を観て」とあることから、鳩摩羅什《くまらじゅう》が観世音菩薩と漢訳したことによる。これとは意味が違うが、「音を観る」ことは医療の現場では現在、日常的に行なわれている。

医者が音を聴く道具として、聴診器がある。昔は聴診器が心臓病の診断に威力を発揮した。今では昔ほどは役に立っていない。一つの理由は子供のリウマチ熱が激減したことに関係する。抗生剤治療によって溶連菌《ようれんきん》感染がコントロールされ、溶連菌感染後の自己免疫によるリウマチ性心臓弁膜症がひじょうに少なくなった。昔多い病気だった弁膜症は、主に聴診器で心臓の異常音を聴くことで診断がなされた。現在では主に超音波による画像を見ることによって、心臓病の診断が行なわれる。

同様に、以前は触診や打診によって肝臓の腫大を診断していたが、こちらも現在では手軽に外来で超音波による画像診断が行なわれ、内部を詳細に観ることが可能となった。

超音波による画像は、超音波という音を対象に当てて反射してきた音を見ている。通常、目で物を見るという行為は、やはり対象に光を当てて反射してきた光によって形や色を見ている。光よりも波長の短いX線が身体を透過することを利用してレントゲン写真の撮影が行なわれる。超音波も耳で聞こえる音より波長の短い音波で、これも身体を透過する。

イルカや洞窟に住むコウモリも超音波を出して物を観察しているが、医療用にはさらに短い波長の超音波が用いられる。音によって物の形や動きや流れを観察する、すなわち「音を観る」ことが、日常の外来診療で行なわれているのだ。

心臓病の症状

リウマチ熱による心臓病は減ったが、動脈硬化による心臓病が増えて、現在心臓病は日本人の死亡原因の第2位を占めている。心臓病になる危険因子としての「死の五重奏」（2003年10月）を以前に書いたので、今回は心臓病の症状を紹介する。

心臓は血液を送り出すポンプの働きをしている。このポンプの能力が低下した状態が心不全で、血液によって運ばれる酸素の量が減る。酸素供給の減少は、貧血（酸素が結合する血色素の濃度が減った場合）や、肺疾患（酸素を血色素に結合させる肺の機能が低下した場合）でも起きる。

これらの病態に共通する酸素不足の症状が、息切れと動悸《どうき》だ。心臓には余裕があるので、軽度の心不全では酸素消費量が増えたときだけ症状が出る。たとえば走ったときなどだ。心不全が進行すると、階段を登っただけで息切れや動悸がするようになる。さらに進むと、平らな所を少し歩いただけで症状が出るようになる。脳に行く血流が不足すると頭の働きが低下し、精神病と紛らわしい症状も出る。

心臓への血液の戻りが障害されて、鬱血《うっけつ》と浮腫《ふしゅ》が起こる。左心不全による肺の浮腫が心臓喘息だ。右心不全では全身の浮腫、とくに夕方、下肢に浮腫が起こる。夜に横になって心臓への負担が軽減すると、心不全状態が改善されて夜間多尿となり、朝には浮腫が軽減する。このような症状があれば「音を観る」検査を受けることが勧められる。

年間3万人の乳がん――解脱は醍醐味のごとく

〔2004年10月〕

乳製品から「醍醐」「解脱」

前回紹介した「月」の譬喩《ひゆ》に加えて、大乗涅槃経《だいじょうねはんぎょう》には乳製品の「五味」のたとえがある。「譬《たと》えば、乳より酪《らく》を出し、酪より生酥《しょうそ》を出し、生酥より熟酥《じゅくそ》を出し、熟酥より醍醐《だいご》を出す。ただ醍醐あって、自性清浄にして、諸の滓穢《しわい》を離る。解脱《げだつ》、是の如し」

牛乳から滓（かす）や穢（けがれ）を除いていって、最も美味な「醍醐」が生まれる。これが「解脱」で、それは「不生《ふしょう》」であり、父母の愛欲によって子が生まれる場合のような「生」とは違うという。わかりやすいたとえだ。「醍醐味」という言葉の由来ともなった。

醍醐の味はどのようなものか、実物を食べたことはないが、私はカマンベールチーズのようなものを想像する。梵語では、酥はサルピス、醍醐はサルピ・マンダという。サルピスとカルシウムを合わせて名づけられた乳製品が市販されている。

釈尊は成道《じょうどう》の直前に、苦行で衰えた体力を回復するため乳糜《にゅうひ》を摂取した。この乳粥《ちちがゆ》を作った娘の名前が、一説にはスジャーターであったという。この名前を用いた乳製品も市販されている。

乳製品は仏教とともに、飛鳥時代に朝鮮半島からの渡来人によって日本に伝えられたようだ。

大宝律令には「乳の戸」という酪農家の記載があり、当時は酥や醍醐も作られていた。しかし日本で乳製品が一般に普及したのは明治以降だ。西洋から酪農技術を習い、しだいに食文化も欧米化していった。

欧米化した食事によって増えたがんの一つに、乳がんがある。日本の華岡青洲によって１８０４年（文化１）、欧米に37年先駆け、世界初の全身麻酔下での乳がん手術が行なわれた。

食事の欧米化と乳がんの増加

日本で乳がんにかかる女性は年々増加して、女性では現在胃がんを抜いて最も多いがんとなった。毎年約３万人が乳がんになっている。男性の乳がん発生率は女性の１００分の１くらいだ。母親や姉妹に乳がん患者がいる場合は、乳がんになる危険率が少し高い。高カロリー、多脂肪食で肥満の女性や、初潮年齢の早い人、閉経年齢の遅い人、子供の数が少ない人や子供のいない人、最初の出産年齢が遅い人も危険率が高い。乳がん手術を受けた人のうち、１００人中２〜３人は反対側の乳房にもがんができる。

乳がんの発見のために自己検診が勧められる。生理のある成人女性は生理後の乳房が自己検診に最適だ。閉経後の女性では毎月１回日を決めておく。仰向けになって上肢を挙げ、反対側の手の指を伸ばして手の平で乳房に触れる。腫瘤《しゅりゅう》が触れたなら、乳腺外来のある外科を受診する。

乳がん細胞はリンパや血管を通って、乳腺から離れた骨・肺・肝臓などに転移する。このような遠隔転移がない場合には、手術による治癒が期待できる。可能性のある微小転移に対して抗がん剤などの治療を行なうことによって、再発を予防することができる。

手術には乳房切除術と乳房温存手術がある。欧米の大規模臨床試験によって、比較的小さな乳がんに対しては、乳房切除をしても乳房温存手術をしても生存率が変わらないことが示された。腫瘤の大きさが3センチ以下、画像診断で広範な乳管内進展がない、多発病巣がない、術後放射線療法が可能、本人が乳房温存を希望、などが満たされたとき、乳房温存手術が行なわれる。

転移のある乳がんや再発乳がんの治療

遠隔転移がある場合あるいは乳がんの再発では、完全な治癒は困難となる。しかし乳がんでは多くの場合、がんを小さくしたり、生きられる期間を延ばしたりすることが可能だ。症状緩和には放射線治療や手術などの局所療法も有効だが、延命のためには全身的な治療が必要となる。がんの全身療法には抗がん剤治療、ホルモン療法、および免疫療法がある。

乳がんには、有効な抗がん剤が多数ある。抗がん剤はがん細胞以外の骨髄、口や消化管の粘膜、毛根など正常の細胞にも作用して、副作用があらわれる。副作用が許容範囲で抗がん剤が効いていれば、原則としてその抗がん剤を使い続ける。がんが増大した場合には抗がん剤を変更する。

乳がん組織のホルモン受容体を検査して、陽性の場合にはホルモン療法の効果が期待できる。現在主なホルモン療法は、選択的アロマターゼ阻害剤のエキセメスタンと抗エストロゲン剤のタモキシフェンだ。閉経後もアロマターゼにより少量の女性ホルモン（エストロゲン）が産生されているが、エキセメスタンはアロマターゼを阻害してエストロゲン濃度を下げる。タモキシフェンは女性ホルモンがエストロゲン受容体に結合するのを阻害する。

新しい分子標的療法に、ハーセプチンという抗ハーツー蛋白《たんぱく》抗体がある。乳がんの約25％でハーツー蛋白の過剰発現が見られる。ヒトがん遺伝子ハーツー（ＨＥＲ２）の遺伝子産物であるハーツー蛋白は、がん細胞を増殖させる因子の受容体だ。ハーツー蛋白が過剰発現したがんは増殖が早い。ハーセプチンは約20％でがん縮小効果を認める。

ホルモン療法やハーセプチンは、抗がん剤と組み合わせても用いられる。現在、ハーセプチンと抗がん剤を順次用いる治療と、両者を同時に用いる治療とで、優劣を比べる臨床試験が計画されている。

食事の欧米化と大腸がん――明治節と新嘗祭

〔2004年11月〕

文化の日・勤労感謝の日と明治節・新嘗祭

11月には祝日が2回ある。3日は文化の日で「自由と平和を愛し、文化をすすめる」、23日は勤労感謝の日で「勤労をたっとび、生産を祝い、国民たがいに感謝しあう」と、国民の祝日に関する法律で定められている。

文化の日の11月3日は日本国憲法が公布された日だが、以前は明治天皇の誕生日を太陽暦に換算して制定された「明治節」だった。明治初期は文明開化の時代だったが、同時に仏教文化衰退の時期でもあった。

勤労感謝の日の11月23日は新嘗祭《にいなめさい》で、新嘗は新米の意味だ。そして新嘗祭は古くから国家の重要な行事で、天皇が国民を代表して新嘗の恵みに感謝する儀式だ。だから新米は新嘗祭が終わるまでは誰も食べない習慣だった。

米食は、前に書いたように、仏教とも関係が深い。それまで社会のあらゆる場面に参加していた仏教の活動が、明治維新後は葬式のみに縮小してしまった。日本人の食事もしだいに欧米化していった。前回、欧米化した食事で乳がんが増えたことを書いたが、大腸がんも動物性脂肪摂取の増加とともに5～6倍に増えた。大腸がんの増加は食物繊維摂取の減少とも相関している。

釈尊も大腸の病気で亡くなられたが、その時期も南伝大般涅槃経《だいはつねはんぎょう》によれば、7月15日から3か月の後だから11月だった可能性が考えられる。無理矢理結びつけた感じだが、今月は大腸がんを話題にする。

年間6万人の大腸癌

肺がん・胃がんに次いで、がんによる死亡の現在第3位が大腸がんだ。大腸は約2メートルの長さがあり、右下腹部で小腸の最後につながる盲腸に始まり、上行《じょうこう》結腸・横行《おうこう》結腸・下行《かこう》結腸・S状結腸、そして直腸から肛門に続く。大腸がんはS状結腸と直腸に多く、男女差なく、30歳代からかかるが、50歳代以後に多い。5%くらいの大腸がんが遺伝的素因で発生するが、大部分は食生活などの環境因子によると考えられている。

大腸がんの症状は、がんができた場所と大きさに関係する。直腸やS状結腸では、血便・便が細い・残便感・下痢・便秘などの排便に関係した症状が起こりやすい。肛門から離れた上行結腸などにできた場合には、進行するまで貧血以外の症状がないことも多い。がんから少しずつ出血して鉄分が失われることによって、貧血が起きる。身体中の半分の赤血球が1か月で壊れて新たに作られているが、リサイクルされている原料の鉄分が便の中に出てしまうと、鉄欠乏のために貧血が起こるのだ。貧血が高度に進むと息切れ動悸《どうき》などの症状が出るが、軽度の貧血では症状がないので、貧血の有無は血液検査をしなければわからない。

現在、大腸がんの集団検診として、便の中に血液が混じっているかどうかを調べる検査（免疫学的便潜血反応）が行なわれている。この検査で陽性であれば、大腸内視鏡検査が勧められるが、陰性でも大腸がんが否定されたわけではない。大腸がんの早期発見には、定期的に内視鏡検査あるいは注腸レントゲン検査を受けたほうがよい。大腸内視鏡検査で大腸ポリープが見つかると、早期がんの可能性があれば内視鏡によるポリープ切除が行なわれる。

直腸がん手術後の機能障害

大腸がんの治療は手術による。大腸がんの場合には、転移したがんも手術で取り除くことにより延命効果が期待できる。抗がん剤の効果は、前回書いた乳がんほどには期待できない。しかし最近ティーエスワン（ＴＳ－Ｉ）などの抗がん剤が、ある程度の有効性を示している。

結腸がんの場合には手術後に機能障害は起こらないが、直腸がんの場合には排尿障害や性機能障害、そして人工肛門の問題がある。

重要な神経を巻き込んで進行した直腸がんの手術では、がんが転移しているリンパ節を残らず取り除くために、排尿・排便・性機能などを支配している骨盤内の神経を犠牲にしても仕方がない。そこまで進行していない直腸がんの場合には、最近の進歩により、神経を温存する手術が行なわれる。がんを切除しながら重要な神経を手術中に確認し、状況に応じて選択的に神経を温存する。このような手術により、男性の場合、射精機能や勃起機能が温存される。不幸にして勃起機能が障害されたとしても、骨盤内手術後の勃起機能障害の約半数でバイアグラの有効性が確認されている。

以前は直腸がんの手術で多くの場合に人工肛門が作られたが、最近では直腸がんの約8割で人工肛門を作らずに手術ができるようになった。がん切除後に短くなった直腸端と結腸端を、自動吻合《ふんごう》器という機械を使って縫い合わせる手術法で、肛門括約筋温存術という。直腸がんが、肛門と直腸との境界である歯状線から2センチ以上離れていれば、肛門括約筋温存術が可能で、人工肛門を作らずにすむようだ。

銃創と12月8日――釈尊の成道会の日に

〔2004年12月〕

お釈迦さまの悟り、成道会

もうすぐ12月8日、日本では釈尊の成道会《じょうどうえ》が行なわれる。スリランカなどでは成道会とともに、降誕会《こうたんえ》と涅槃会《ねはんえ》が同じヴァイサーカ月15日に行なわれている。日本ではヴァイサーカ月の解釈の仕方で、それぞれ12月と4月と2月に分かれたようだ。実際に悟りを開いた日が何月何日かはわからないが、この日にお釈迦さまの悟りについて多くの人びとが注目してくれるとしたら素晴らしいことだ。

悟りを開くという言葉を聞いても、一般の人びとは意味がわからないと思う。一義的に定義された科学の言葉ではないので、言葉の解釈が必要になる。言葉を解釈するということは、追体験するということだ。追体験の説明に、「梅干しが酸っぱい」という言葉がよく用いられる。梅干しを食べたことがない人が追体験するには、「塩漬けのレモンの如く」のようなたとえが必要になる。

追体験がひじょうに困難、すなわち解釈がとくに難しい言葉を「秘密」という。お釈迦さまの悟りは、秘密の代表だ。悟りを開いて「我」という執着を捨てることは、容易ではない。お釈迦さまが用いた譬喩《ひゆ》に「筏《いかだ》の譬喩《ひゆ》」がある。彼岸《ひがん》に渡ったら筏を捨てる。ここで筏は譬喩であり仏教を示す。譬喩は英語ではメタファー、ギリシャ語のメタ（超えて）フォラ（運ぶ）に由来する。仏教はまさに、人びとを苦の此岸《しがん》から楽の彼岸に、大河を越えて運ぶ筏だ。そして彼岸において、筏は捨てられる。仏教は仏教自身に執着しない。仏教の無執着は無執着自身に執着しない。

同じ12月8日に

成道会と同じ日の12月8日に射殺されたジョン・レノンの曲『イマジン』では、国も戦争も宗教もない世界を夢見る。財産もなく欲張りもない世界であり、筏の譬喩で示される仏教は、このような世界をも肯定するだろう。

ジョン・レノンを射殺したチャップマンは、その日『ライ麦畑でつかまえて』という本を読んでいた。この本の題名は、ドリフターズが「誰かさんと誰かさんが麦畑、チュッチュチュッチュしている、いいじゃないか」と歌っているスコットランド民謡に由来するが、その内容は軽いものではない。著者のサリンジャーは、第二次世界大戦中にノルマンディー上陸作戦他の過酷な戦闘に参加しており、心的外傷後ストレス障害の状況での執筆という指摘もある。

その第二次世界大戦で日本がパール・ハーバーを奇襲した日が、また12月8日だ。『ライ麦畑でつかまえて』も『イマジン』も、戦争を否定する立場であり、この点では仏教と共通している。

1980年12月8日夜、ジョン・レノンはアパートの前で拳銃で撃たれた。背中に2発、さらに左肩に2発命中し、1発が外れて玄関の窓ガラスに当たった。背中への2発の銃弾は肺を貫通、3発目は左肩の骨を砕き、4発目は左肩に当たった後に大動脈と気管を切断していた。病院に運ばれたが、すでに血液の80％が出血で失われていて、救命は不可能だった。

この4か月後に、アメリカ大統領ロナルド・レーガンが狙撃された。会議の後ホテルを出て車に乗るときだった。銃弾は胸から肺に入って心臓の近くに止まった。このときの治療中の手術室を撮影したビデオが公開されていて、レーガン大統領は「君たち全員共和党員であることを祈るよ」とジョークを言っていたという。

さらに1か月半後、ローマ教皇ヨハネ・パウロⅡ世が狙撃された。謁見のためオープンカーでサンピエトロ広場を移動中、2発の銃弾が命中した。1発は腹部を貫通し、車の座席に突き刺さった。もう1発は大動脈から数ミリの所で止まった。血液の60％が出血で失われ、大腸22センチ切除、腸瘻《ちょうろう》造設術が施行された。4日後、教皇は病床から「狙撃者を許す」とコメントを発表した。

銃創、銃弾による傷

秀吉の「刀狩り」、1876年（明治9）の廃刀令、さらにポツダム宣言に基づいた進駐軍による武器取り上げで、日本では武器所有が非常にまれとなった。したがって、日本では銃創《じゅうそう》の発生頻度は低いが、近年急速に増加傾向にある。

銃創では、弾丸の運動エネルギーに比例して組織破壊が強くなる。すなわち弾丸の重さと速度に関係し、速度は火薬量と銃身長で決まる。

短銃では低速の弾丸が発射され、弾丸が通過した部分だけ損傷される。したがって、大血管などの重要臓器に直接弾丸が当たらなければ、致命傷にならない。貫通銃創の射入口と射出口の大きさは弾丸径に等しく、一般に骨は貫通しない。

ライフル銃では高速弾で運動エネルギーが高く、射入口に比べて広範囲に創傷が起きる。高速の弾丸が組織を通過中に後方が陰圧となって空気が流入し、組織内に気泡が発生して弾丸口径の30〜40倍の組織が破壊され、細菌感染も起きる。

貫通銃創では射入口よりも射出口が大きい。衝撃波を伴うので、弾丸が通過した組織から離れた組織にも損傷を起こす。

前立腺がん急増中――成人式と徴兵検査

〔2005年1月〕

成人の日

1月には国民の祝日が2回ある。元日と成人の日だ。これらの祝日は1948年（昭和23）公布の祝日法で制定された。成人の日は1月15日だったが、2000年（平成12）から1月の第二月曜日に変更された。連休を増やすためのハッピーマンデー制度だ。旧暦の1月15日は小正月で、古くは民間の正月だった。満月の日を月初めとする暦の名残らしいが、この日に現在も地方によって「どんど焼き」などが行なわれている。

成人の日は、「おとなになったことを自覚し、みずから生き抜こうとする青年を祝いはげます国民の祝日」とされている。この祝日法の前年に施行された日本国憲法第9条により日本は軍隊をもたないことになったが、以前は成人式の代わりに徴兵検査があった。徴兵制度は世界で100か国以上にあるようだ。

何百年もの平和国家を実現した古代ローマでは、征服した地域からも徴兵し、兵役が済んだ者にローマ市民権を与えたという。日本国憲法第12条には、「この憲法が国民に保障する自由及び権利は、国民の不断の努力によつて、これを保持しなければならない」とあるので、日本でも成人と認める条件として何か市民的奉仕活動を義務づけることも考えられる。

本人の良心に基づいて徴兵を拒否する、いわゆる良心的兵役拒否者は非国民と見られ屈辱的な差別を受け、現在でも有罪となる国が多い。しかしヨーロッパでは兵役の代わりに社会福祉活動を義務づける国がしだいに増えてきている。ドイツでは兵役拒否が半数を超え、彼らは25歳までに13か月間の社会福祉活動が義務づけられていて、これなしにはドイツの高齢者福祉は成り立たないといわれている。

かつての徴兵検査では、越中ふんどし一枚になって身体検査等を受けた後、一人ずつ衝立《ついたて》で囲まれた中でふんどしを脱ぎ、医師によって陰茎と睾丸と肛門の検査が行なわれたらしい。男性生殖器の病気としては、当時は梅毒や淋病が主要だった。現在の問題としては、前立腺がんが男性生殖器のがんとして最も多く、かつ急増中だ。

増えつつある前立腺がん

前立腺がんは、欧米では男性がん死亡の約20％で肺がんに次いで第2位だが、日本では約４％で第6位だ。しかし高齢化と食事の欧米化で急速に増加傾向にある。前立腺がんは50歳以上の男性に多く、高齢になるほどかかる割合が高い。家族に前立腺がんがある場合には、ない場合に比べて数倍かかりやすい。

前立腺がんの多くは男性ホルモンによって増殖し、男性ホルモンを除去するホルモン療法は約80％で有効だ。しかし、その半数で5年以内にホルモン療法が無効となる。骨などへの転移を伴う進行した前立腺がんでは、ホルモン療法以外には有効な治療法はない。

また前立腺がんは、他の病気で死亡した人を解剖した際にも、その前立腺内に非常に多く発見される。したがって、小さな前立腺がんが小さいままで前立腺内に止まっている頻度は高いと考えられる。延命よりも治療に伴う性機能障害を避けたいという理由で、前立腺がんの治療を拒否する患者さんが北欧では増えているようだ。このようにまず無治療で経過を観て病気が進行してからホルモン療法を行なうという選択枝が、延命に関して劣っているかどうかいまだ明らかではない。彼ら治療を拒否した患者さんたちの経過報告が、有意義な情報を与えてくれると期待される。

前立腺がんの診断と治療

早期の前立腺がんはほとんど無症状であり、腫瘍《しゅよう》マーカーであるＰＳＡの上昇で発見されることが多い。膀胱《ぼうこう》から出た尿道を取り巻くようにして存在する前立腺でがんが大きくなれば、尿道や膀胱を刺激する症状が現れる。排尿困難や頻尿があれば、前立腺の触診や超音波検査を行なう。確定診断には前立腺生検という、針を刺して前立腺の組織を採取し組織学的な検査を行なうことが必要だ。この結果（グリーソン・スコアという）はがんの経過を予測して治療法を決めるうえでも参考になる。

がんが前立腺内に止まっている場合には、前立腺を全部摘除する手術を行なうか、あるいは放射線治療を行なう。性生活を残した治療法として神経温存手術の成績も良くなっているが、最近はヨード125という放射能を詰めた小さな針を多数前立腺内に埋め込む放射線療法が主流になりつつある。

リンパ節や骨など前立腺から離れた部位に転移がある場合には、局所の手術や放射線療法を行なっても延命にはつながらないので、全身的なホルモン療法を行なう。ホルモン療法としては、脳の視床下部から分泌される黄体化ホルモン放出ホルモン（ＬＨ－ＲＨ）の誘導体であるリュープリンという薬などが用いられる。３か月に一度皮下注射をする治療だ。治療の効果は腫瘍マーカーＰＳＡの測定で判断できる。

前立腺がんに対して現在明らかに有効な抗がん剤はなく、ホルモン療法が無効となった進行前立腺がんでは延命に有効な手段は残っていない。

緩和ケア国際会議——涅槃会にちなんで

〔2005年2月〕

釈尊の最後の言葉

2月15日は涅槃会《ねはんえ》で、日本では釈尊の命日とされている。前にも書いたが、この日付が正しいかどうかは定かでない。大乗涅槃経では2月15日だが、たとえば長阿含経《じょうあごんきょう》の遊行経《ゆぎょうきょう》では、誕生も出家も成道《じょうどう》も命日もすべて2月8日だ。しかし、釈尊の最後の言葉「無常と不放逸」に関しては、ほぼ共通して伝えられている。

釈尊は自らの死をもって「無常」を示された。『仏所行讃《ぶっしょぎょうさん》』では、「汝等《なんじら》善く自ら護り、放逸《ほういつ》を生ずる勿《なか》れ。有者は悉《ことごと》く滅に帰し、我今、涅槃に入る」が、最後の教えである。

長阿含経では、「比丘《びく》よ、放逸を為《な》すこと無かれ。我は不放逸を以《もっ》ての故に、自ら正覚《しょうがく》を致せり。無量の衆善《しゅぜん》も亦《また》、不放逸に由《よ》りて得られる。一切万物に常存者無し」と、説かれている。

涅槃という言葉は「吹き消すこと」を意味する言葉の音写で、煩悩《ぼんのう》の焔《ほのお》を吹き消した状態を表している。涅槃の同義語として「不死・甘露」という言葉も使われる。だから涅槃は、単に死ぬことではない。「死ぬ」という苦しみの解決なのだ。

釈尊の説法をまとめた四諦《したい》「苦・集・滅・道」のうちの「滅諦《めったい》」が涅槃だ。最初の「苦諦《くたい》」は四苦八苦であり、これが釈尊の課題であった。「苦」は思いどおりにならないという意味の言葉だ。生老病死という無常、愛別離苦、怨憎会苦、求不得苦などの諸苦を釈尊は第八の苦「五取蘊苦《ごしゅうんく》」に総括した。五取蘊苦の「取」は執着であり、我が色《しき》（身体）と受想行識《ぎょうしき》（心）に対する執着を意味する。我という執着こそが苦なのだ。

二つめの「集諦《じったい》」は「苦が生ずる理由」であり、「思いどおりにしたい」という渇愛から「思いどおりにならない」という苦が生ずる。生殖の欲望、生存の欲望、そして死への欲望の如くの渇愛だ。

次の「滅諦」が涅槃であり、これら三つの渇愛が制御された状態で、無執着である。無執着で五取蘊苦が消滅する、すなわちすべての苦が消滅する。

最後の「道諦《どうたい》」は渇愛を制御して生きる道「八正道」であり、ここで「正」と訳された梵語は完全にという意味の言葉だ。渇愛を完全に制御して生きる道であり、このためには不放逸が重要となる。

したがって、無常すなわち「死ぬ」という苦の消滅こそが涅槃であり、仏教は釈尊の時代から「緩和ケア」に関係してきたということができる。

ローマ教皇庁緩和ケア国際会議

昨年（2004年）11月11日から3日間、ローマ教皇庁医療司牧評議会国際会議に出席してきた。今回のテーマは「緩和ケア」で、77か国から758名が参加した。「緩和ケア」は不治の病における苦痛緩和であり、身体的疼痛《とうつう》緩和を準備段階として、「死ぬ」という苦しみに対する宗教的ケアが究極目標となる。したがって参加者も、疼痛緩和を専門とする麻酔科医師と、「死ぬ」という苦しみに関わる宗教家が大半だった。

仏教も釈尊以来「緩和ケア」に関わってきた。四門出遊《しもんしゅつゆう》伝説が示すように、老病死を免れることができないという苦しみの緩和として仏教は誕生した。そして、アショーカ王が彼の薬草園の薬を持たせて僧侶を諸国に派遣したことで、仏教文化圏が拡大した。僧侶は薬で身体の病を治し、仏教で「死ぬ」という苦しみを緩和したのだった。

古くは日本においても、寺院に病院がつくられ、臨終行儀《りんじゅうぎょうぎ》が発達し、看病禅師《かんびょうぜんし》が活躍した。

今回の国際会議では司会者5名と講演者33名の計38名が発表を行なった。これら38名の国籍は16か国で、このうち18名が宗教家だった。カトリックの会議だが、他の主な世界宗教から一人ずつ招待されて、私は仏教の立場を発表した。発表者の多くはバチカンから歩いてすぐの同じホテルに宿泊した。会議の前日に同ホテルに到着し、夕食のテーブルで他の講演者と同席した。その一人は世界保健機関（ＷＨＯ）緩和ケア担当の公衆衛生学専門の女医で、翌日の最初の講演者だった。ワインを飲みながら自己紹介や家族の話などをした。

会議ではイタリア語・スペイン語・フランス語・英語の４か国語がイヤフォンで同時通訳された。最初に教皇庁医療司牧評議会議長が挨拶し、次いでＷＨＯの発表があった。世界の緩和ケアの現状に関しての話では、モルヒネ使用量でも日本は先進国中で最下位とのことであった。宗教者の関わりについての現状評価はなかったが、もし日本の現状が評価されていたなら世界中で最低だったかもしれない。現在の日本では、「死ぬ」という苦しみの現場である病院の大部分で宗教家が不在だ。

会議２日目午後の部の最初に「世界宗教間の対話」が行なわれた。ユダヤ、イスラム、ヒンドゥー、仏教、ニューエイジの順であった。３日間の会議を終えて、仏教こそが「緩和ケア」に最も有力な宗教だと思った。しかし日本の仏教僧侶は、その仏教を死にゆく人びとのために役立てていない。「宝の持ち腐れ」という言葉は、日本仏教界にこそふさわしい言葉のように思えた。

腎不全と血液透析――上巳の節句と水による浄化

〔2005年3月〕

偉くなった女雛

3月3日はひな祭り、上巳《じょうし》の節句だ。古代中国では3月の最初の巳《み》の日に川で禊《みそ》ぎを行ない、厄《やく》を払った。後に3月3日に固定された。この日、曲がりくねった小川（曲水）に詩人が離れて並び、觴《しょう》という杯を流して、それが届くまでに詩を詠む。詠めないときには、觴の酒を飲み干さねばならない。

その「流觴曲水の宴」が紹興酒産地付近の蘭亭で行なわれた。主催者は当時50歳だった書聖王《おう》羲之《ぎし》。このとき書かれた「蘭亭集序」は最高の行書として有名だが、現存するのは模写のみで、実物は太宗皇帝の墓の中から行方不明のようだ。「……清流有り……以《もっ》て流觴曲水と為《な》す……一觴一詠……古人云う、死生も亦《また》大なりと、豈《あ》に痛ましからず哉《や》……」

この上巳の節句が日本に伝わって、天平時代には宮中で曲水の宴も行なわれた。水による禊ぎは日本でも古くから行なわれていた。

雛《ひな》人形の由来の一つは流し雛にあるようだ。人形で身体を触って穢《けが》れを移し、これを川に流した。穢れは「気乾《けが》れ」で病気であり、これを流して元気でいたいと考えたのだろう。

雛人形のもう一つの由来は、平安時代に男女の人形で貴族の女性たちが遊んだ「ひいな遊び」のようだ。旧暦3月3日は桃の花が咲く季節であり、中国では桃の花で厄払いをした。

菱餅《ひしもち》の始まりは厄払いに用いられた草を入れた餅で、現在はよもぎを入れた草餅が用いられる。菱形にするのは、龍の怒りを静めるための犠牲《いけにえ》として、子供の味がするという菱の実を代わりに捧げて、女の子を救ったというインドの昔話に由来するようだ。

蛤《はまぐり》の吸い物が出るのは、3月3日の前に大潮があり、潮干狩りに最適だからだ。しかし二枚貝の蛤が「貝合わせ」で使われるように、その一対以外の他の貝とは合わないことから、後に貞操を意味すると解釈されるようになった。

元来、男雛《おびな》が向って右、女雛《めびな》が左だった。雛人形から見れば左手側が男雛で、右手側が女雛となる。左右という順番で、左のほうが右より上だ。舞台でも、向かって右が上手《かみて》、左が下手《しもて》だ。昔は男雛が女雛より上に置かれていたのだ。しかし最近東京を中心にして、この順番が完全に逆転している。

沐浴による心身の浄化

古代中国では上巳の節句の春禊に加えて、7月14日の秋禊もあったらしい。日本に関する最古の記録としては、魏志倭人伝に「已に葬れば、挙家水中に詣りて澡浴し、以て練沐《れんもく》の如くす」と書かれている。練沐というのは、喪服である練《ねりぎぬ》を着て水浴することらしい。

インドでは気温が高いこともあって、沐浴《もくよく》が盛んだ。釈尊も成道《じょうどう》の前に沐浴し、死亡の前日にも沐浴している。沐浴をして身体を清潔に保つことは保健のために重要であり、インド医学の古典には毎日2回の沐浴を勧める記述があるという。

増一阿含経《ぞういつあごん》には温浴の効果として、「一に風を除き、二に病癒《やまいい》ゆるを得、三に塵垢《じんこう》を除去し、四に身体軽便なり、五に肥白を得」と五功徳《くどく》があげられている。

沐浴に関する戒律に半月浴戒があり、半月を出でざるに再び浴することを禁じているが、暑熱時や病気時や汚染時などには任意に沐浴してもよいことになっていた。また、渠河水中露身浴戒という戒があり、尼僧が人前で全裸で水浴することを禁じている。

透析による身体内の浄化

外傷の治療に関して、消毒薬は創傷治癒に有害なので、傷は消毒せずに水道水で洗ったほうが早く治るという意見が最近強い。近い将来、動物および人体実験により検証されて真偽が明らかになるだろう。

身体の外側を水で洗っても、身体の内側の汚れは浄化されない。そして身体の内側を洗っているのが、腎臓《じんぞう》という臓器だ。腎臓を流れる血液から1日に約150リットルが一度濾過される。

そこから必要な成分が再吸収されて、最終的に尿量は1～2リットル程度となる。この腎臓の働きが不足すると、血液の汚れが増えてくる。これが腎不全だ。

腎不全が進行すれば、その汚れが全身の臓器組織を壊していく。腎不全の合併症であり、尿毒症と呼ばれる。まず、水と塩分の貯留に伴う高血圧・浮腫・胸腹水貯留などの溢水《いっすい》が起こり、高カリウム血症が進行すると心停止で死亡する。低カルシウム血症による筋痙攣《けいれん》、無欲状から昏睡に至る意識障害、痙攣発作、幻覚などの精神症状、知覚異常、心不全、不整脈、肺水腫、悪心、食欲不振、下痢、貧血、出血傾向、病的骨折なども出現し、透析を行なわなければ生き延びることができなくなる。

血液透析の普及と動静脈シャント手術、そして医療保険によって、現在日本では腎不全になっても社会復帰が可能だ。しかし血液透析には毎月50万円以上（本人負担は1万円以下）の費用がかかり、日本全体で透析の費用は年間1兆円を超えている。介護保険事業に続いて、医療をビジネスチャンスと考えている人たちが、現在混合診療の解禁を強く主張している。必要な治療はすべて保険診療に含める現在の方式を守らないと、高額の医療を受けられるのは金持ちだけということになってしまう危険がある。

灌仏会と生薬――花祭りとクリスマス

〔2005年4月〕

釈尊とイエスの誕生日

日本では4月8日に釈尊の降誕会《ごうたんえ》が行なわれる。江戸時代から、誕生仏に甘茶をかける習慣ができた。お釈迦さまが覚られた「不死」の梵語には「甘露」という意味もあるので、甘露の甘茶で灌頂《かんじょう》することを思いついたのだろう。

私の住む栃木県益子町に、邪鬼《じゃき》を作る陶芸家がいる。彼は大学時代に、大阪の四天王寺でデッサンをする実習の際、四天王よりも踏みつけられている邪鬼のほうに興味をもったという。仏教の出現と拡大によって邪鬼となった古い鬼神たちも自由を取り戻したいのではないか。そして彼は半跏思惟《はんかしゆい》鬼・歩行鬼・自在鬼・飛行鬼などを作陶し、天上天下を指さす誕生鬼も作った。

そのような誕生鬼の一つを昨年頂いたので、早速お釈迦さまの隣に置いて甘茶の灌頂を受けてもらった。灌仏会《かんぶつえ》には、かつて仏教が踏みつけてしまった邪鬼も、釈尊と平等に扱われてよいだろう。甘茶の「不死甘露」は無我無執着を意味するのだから。

また最近ローマ教皇庁の神父が送ってくれた贈り物の中に、誕生キリストと思われる小さな人形が入っていた。今度の灌仏会には誕生仏と誕生鬼に加えて、誕生キリストにも甘茶をそそごうと思っている。

逆にクリスマスにも、私たちは灌仏会を行なっている。聖書によればイエス・キリストも、釈尊と同様に春お生まれになった。初期のキリスト教会が、当時ローマ帝国で冬至直後に行なわれていた太陽神誕生祭に合わせて、実際は春に生まれたキリスト誕生のお祝いをした。今では大部分の人が、クリスマスの日をイエスの誕生日だと勘違いしている。

近年クリスマスの時期は日本中お祭り騒ぎで、しかも学校は冬休みだ。この時期に合わせて釈尊降誕会を行なうようにすれば、いつの日かクリスマスは、お釈迦さま他多くの尊格の誕生を祝う日になるかもしれない。実際、花祭りも灌仏会とは無関係だった。明治時代に灌仏会を花祭りといい始めて百年が経過した現在、花祭りといえば灌仏会と思う人が大多数になっている。

甘茶は和漢薬

私が子供のころは、庫裏《くり》の裏庭で採った甘茶の葉を夏の天日で乾燥して、自家製の甘茶を作っていた。最近は薬屋さんで売っている甘茶を買う。甘茶はアジサイの一種で日本独自の生薬、和漢薬だ。甘茶の発酵乾燥葉に含まれるフィロズルチンなどの成分が砂糖の数百倍の甘味をもつ。カロリーはないので、糖尿病や上半身肥満などの生活習慣病に適した甘味料だ。さらに甘茶の成分には、抗潰瘍《かいよう》・抗アレルギー・利胆《りたん》・抗酸化・抗マラリアなどの作用も認められ、研究中のようだ。
また、甘茶は飲料としてだけでなく入浴剤としても用いられ、誕生仏のみならず自分自身の身体にもそそぐことができる。

生薬は安全か?

甘茶のように、植物や動物や鉱物などから採取された未精製の薬を、生薬《しょうやく》という。生薬から薬効のある成分を精製して、現代医学の薬を製造する。生薬のままでは複数の薬効成分が混じった状態であり、不純物も混在している。薬草を煎《せん》じて飲む場合など、薬効成分の量も混在割合も抽出ごとに変化する。だから生薬と純化された薬を比べた場合、同じ効果を期待すれば当然ながら生薬のほうが危険だ。使うたびに薬の含有量が違っていたのでは、安心して用いることができない。

たとえば、乾燥甲状腺末という薬がある。一時期ダイエット用健康食品での死亡事故に関連して話題にもなった。食用動物の甲状腺を乾燥して粉末にしたものだが、甲状腺機能低下症のホルモン補充療法に用いられる。未精製なので有効成分の含有量が一定しない。精製純化した甲状腺ホルモン製剤で治療したほうが安定した効果が得られ、かつ安全だ。

生薬が安全だと思い込む背景には、自然は良いものだという迷信がある。実際のところ、自然は危険に満ちている。危険な自然の中から、人が生きるうえで有用なものを選び出す。そのような努力の現れが「文化」で、「耕す」という意味のカルチャーの翻訳語だ。釈尊の「心田を耕す」という言葉を好んだ二宮尊徳は、「自然から種をもらい、自然に逆らって栽培をするのが農業だ」と言っている。農産物でさえ、自然に逆らって作られたものなのだ。

狐の手袋、別名をジギタリスという薬草がある。薬の歴史上代表的な心臓薬の一つだ。この薬はひじょうに強力な心不全の治療薬だが、薬効量と中毒量の差が少ない。量が過ぎると心臓を止めてしまう。実際に毒矢に塗る毒としても使われたようだ。ジギタリスを生薬として使っていた時代には危険も多かった。効果が出ると脈拍が下がってくるので、昔の医師は脈を診てさじ加減をした。

ジギタリス生薬には効果や作用時間が大きく異なる多数の薬効成分が混在しているので、これらを精製純化して現在は通常一つの成分を用いる。これで使用量は一定にできるが、効果に個人差があるので、心電図の変化を観察しながら量を加減する。さらに、微量の血中ジギタリス濃度が測定可能であり、これを定期的に検査することで、より安全な使用が可能となったのだ。

法律の骨格と骨粗鬆症——憲法記念日にちなんで

〔2005年5月〕

日本の憲法

5月3日は憲法記念日、1947年(昭和22)同日の日本国憲法施行を記念し、国の成長を期する祝日とされている。

日本における憲法という名称は、古くは日本書紀に十七条憲法がある。十七条憲法は西暦604年に制定されたとされ、1215年の英国マグナカルタよりも古い。マグナカルタは日本国憲法のような成文憲法ではないが、英国では現在も有効のようだ。十七条憲法は「以和為貴(和をもって貴しとなす)」で始まる。第二条に「篤敬三寶(あつく三宝を敬え)」とあり、仏法を尊重している。主に貴族や官僚に対して道徳的な規範を示したもので、現代的な意味の憲法とは異なっている。

国の基本法で古いものとしては、701年の大宝律令がある。このほうが日本書紀よりも古い。また「聖徳太子が十七条憲法を制定した」ということは、最近一部疑問視もされている。

現代的な意味での憲法はコンスティテューションの訳語であり、国の構造というような意味だ。この意味で考えると、日本という国の構造を決める最初の試みに、大宝律令や日本書紀が関係している。藤原不比等らによる日本古代国家のグランドデザインであり、シナリオの創出としての記紀編纂、シンボルの構築としての平城京築造、システムの樹立としての大宝律令制定だ。

近代日本の憲法に明治憲法がある。権力を憲法によって制限する立憲主義で、日本の歴史と文化を考慮した憲法であった。現在の日本国憲法はGHQの草案に基づくもので、前文に「政府の行為によって再び戦争の惨禍が起ることのないようにすることを決意し」とあり、日本の歴史は反省のみが考慮されている。このような憲法は社会契約説という一つの学説に基づくものであるが、前文で「これは人類普遍の原理であり」と間違って断定している。無条件降伏のもとに作られた憲法には、利害関係での妥協の産物と違う良い点もひじょうに多く含まれている。そのような良い点を残して、日本の歴史と文化を考慮した新憲法を制定することこそが、国の成長を期することだと思う。日本国憲法も58歳、骨粗鬆症《そしょう》対策が必要のようだ。

骨粗鬆症

憲法は国の法律の骨格といえる。そこで今回は骨格の病気である骨粗鬆症を話題にしよう。高齢化に伴って増加し、現在日本に1000万人以上の骨粗鬆症患者がいると推定されている。骨量が減少した結果、骨がもろくなり骨折しやすくなった病態が、骨粗鬆症だ。代表的な骨折に、脊椎圧迫骨折がある。いつ骨折したのかわからない脊椎圧迫骨折が6~7割を占め、しだいに腰が曲がって腰背痛が起こる。

転倒による骨折で多いのが、大腿骨頸部骨折《だいたいこつけいぶこっせつ》だ。転倒の原因として脳動脈硬化やアルツハイマー病がある。バリアフリーの環境にしてプロテクターを装着することで、ある程度は大腿骨頸部骨折予防が可能だ。それでも転倒骨折は起きてしまう。以前は大腿骨頭置換術などの手術後しばらく安静を保ったが、最近は手術後すぐにリハビリを開始し、早期に歩行訓練が行なえる。転倒では、上腕骨や前腕の橈骨《とうこつ》の骨折もある。

骨形成にはまず骨破壊を起こすことが必要なので、以前は骨量を増やす良い方法がなかった。骨量を増やす薬はフッ化ソーダだけだった。しかもフッ化ソーダは日本薬局方にないため、そのことを含めて個別的に患者に説明し同意を得たうえで使用されていた。

最近は骨量を増やす薬物療法が可能となった。食事療法でカルシウムの摂取は必要だが、特別にカルシウムの多い食物を摂取する必要はない。通常の食物に充分量のカルシウムが含まれている。また、カルシウムをたくさん食べれば多く吸収されるというわけでもない。

腸管からのカルシウム吸収は、活性型のビタミンDで調節されている。活性型ビタミンDは腎臓でビタミンDから作られる一種のホルモンだ。これは薬物として医師の処方で使用可能だ。活性型ビタミンDの過量摂取は危険で、血中カルシウム濃度が上昇すると意識障害や腎不全や肺水腫を起こす。

骨破壊を抑制するビスフォスフォネートという種類の薬がある。I型コラーゲン架橋N－テロペプチドの検査で骨破壊が亢進《こうしん》していることを確認して使用する。朝起床時に十分量の水で内服し、少なくとも30分は横にならず、水以外の飲食や他の薬剤の服用を避ける。

閉経後の女性では骨量の減少が進みやすい。女性ホルモンの減少が原因なので、エストロゲンの補充療法が行なわれた。しかしエストロゲン濃度の上昇は乳がんの発生率を高めてしまう。エビスタという薬はエストロゲンの骨に対する作用をもち、乳房や子宮に対しては逆にエストロゲン作用を抑える働きがある。選択的エストロゲン受容体調整薬と呼ばれ、乳がん発生率を抑えるという報告もある。閉経後骨粗鬆症に有効な薬剤だ。

この他にオステンやグラケー、カルシトニン製剤などもある。将来は骨粗鬆症患者の状況が改善すると期待される。

水無月と水難——溺水と救命措置

〔2005年6月〕

水難

6月は水無月《みなづき》、その語源は諸説あるが「水の月」がもっともらしい。水は、一方ではすべての生き物の喉《のど》の渇きを潤し、渇愛を滅尽《めつじん》する仏の智慧の譬喩《ひゆ》にも用いられる。他方、大津波のように大災害をもたらすこともある。水の利益に関して前に書いたので、今回は水の災難について話題にしよう。

七難という場合、経典によって七つの難に違いがあるが、水難は説かれることが多い代表格だ。法華経普門品《ほけきょうふもんぼん》では水難について、「若為大水所漂」、その偈文《げもん》では「或漂流巨海」とあり、大水および海水による溺水《できすい》の災難を取り上げている。

旧暦6月は真夏であり、海水浴などで水の事故も多い。「波浪不能没」とする観音菩薩のように、人びとを溺水から救うには、私たちはどうすればよいだろうか。溺水に関する知識をもつことから始める必要がある。

溺水

溺水は交通事故や転倒・熱傷《やけど》・誤飲食とともに、不慮の事故の代表だ。乳幼児と高齢者に多く、浴槽内が危険だ。高齢者の場合には入浴中の脳虚血や心臓発作が原因で溺水を起こすことも多い。少年期では川や海での溺水が多く、成人では飲酒しての水泳によることが多い。飛び込みなどの際に頸《くび》の損傷を起こして溺水する場合もある。この他に洪水など種々の水害による溺水もある。

水没して息をこらえていられる時間は、せいぜい2～3分だ。吸い込んだ水が気道内に充満して窒息する場合を湿性溺水という。淡水による湿性溺水では、吸い込んだ水が肺から血管に吸収され、血液が薄まって増量する。血液が水で薄まると溶血が起きて高カリウム血症となり、これも心停止の原因となる。海水による湿性溺水の場合は、海水は浸透圧が高いので、逆に血液から水分を吸い出して肺水腫をきたす。それで循環血液は濃くなって減少する。したがって淡水と海水とでは治療法が少し違うことになるが、最も重要なのは呼吸の回復であり、実際の治療のうえで大きな差があるわけではない。

また、吸い込んだ水の刺激で喉頭痙攣《こうとうけいれん》を起こして窒息する場合が全溺水の1割程度あり、これを乾性溺水という。

一次救命処置

救助に際しては、頸の脊髄《せきずい》損傷の可能性を考え、頸部《けいぶ》を固定して手当てをする。頸髄損傷を悪化させると回復が容易ではない。意識が無く呼吸が停止している場合、気道を確保して人工呼吸を行なう。肺に吸い込んだ水は血管に吸収されるので、上気道に残った水だけ除去すればよい。下顎《あご》の先端部を挙上することによって気道の確保を行なう。2回の人工呼吸で自発呼吸が回復しない場合には、躊躇《ちゅうちょ》なく心臓マッサージを開始する。それから救急隊を呼ぶ。水によって体温低下が進むので積極的な保温を行なう。人工呼吸と心マッサージの際、胃内容の逆流と誤嚥《ごえん》に注意する。

病院到着時すでに心肺停止している患者の救命率は、残念なことに日本ではアメリカに比べて桁《けた》違いに低い。その最も大きな理由が、心肺蘇生開始の遅れだ。特別な道具を用いない心マッサージと人工呼吸による蘇生術を一次救命処置というが、アメリカでは、そばにいた人による一次救命処置が当たり前に行なわれている。日本では、救急隊を呼ぶだけで、自分では何もしない人も多い。自力で解決する西部劇と水戸黄門様に頼る時代劇の差かもしれない。

心肺停止から3分以内に一次救命処置が開始されなければ、救命率はどんどん落ちてしまう。氷水中などでの溺水で体温が低下している場合には、少し時間が経過しても蘇生できる可能性がある。しかし、とにかくただちに一次救命処置を開始しておいて、救急隊に引き継ぐ必要がある。

自動体外式除細動器（AED）

心肺停止の救命で一次救命処置早期開始の次に重要なことは、できるだけ早期に除細動《じょさいどう》を行なうことだ。そして2004年（平成16）7月から、一般の人でも自動体外式除細動器（AED）を用いて除細動してよいことになった。心臓が収縮した状態で停止している心室細動を、電気によるカウンターショックで解除する方法だ。役所・公共施設・空港・スポーツ施設・図書館・美術館・ショッピングセンターなどにAEDが設置されつつある。今後AEDの設置場所が増えるとともに、基本救命処置講習が行政と医師会によって進められつつある。

体温が30度以下の場合で、カウンターショックを3回行なっても除細動できないときは、加温して体温が上昇してから再度除細動を行なう。もちろんそれまで心臓マッサージと人工呼吸を続ける。

ここまでが、近くにいた人による救助活動だ。続いて重要なのは、救急隊による医療機関への早期搬入となる。そして医療機関での治療に引き継がれる。いったんは蘇生しても、その後再び呼吸不全に陥る場合や誤嚥性肺炎を併発することもある。24時間監視治療部のある病院での治療が望ましい。

七夕と星の世界――仏教的な宇宙観

〔2005年7月〕

仏教から観る宇宙の大きさ

7月7日は七夕《たなばた》の星祭り、天の川を挟んで織姫と彦星が年に1回だけ逢うという。地球から織女星までは25光年という距離がある。天の川の大きさは10万光年。そして宇宙全体の大きさは200億光年くらいあると考えられている。このような距離は想像するのが難しいように思えるが、古い仏教文献では、さらに大きな世界を考えていたようだ。

『阿毘達磨倶舎論《あびだつまくしゃろん》』によると、この世界の底には大きな風輪《ふうりん》があるという。風輪の上に水輪《すいりん》、その上に金輪《こんりん》が載っている。金輪の上層が大地だ。風輪の周囲は阿僧企耶由旬《ゆじゅん》あるという。阿僧企耶というのは数の単位で、無数ともいう。『倶舎論』には十進法で60桁《けた》あると書いてある。しかし実際に書かれているのは52桁であり、その最後が阿僧企耶だ。面白いことに「余の八は忘失す」と書いてある。1由旬を7キロメートルとすれば、風輪の大きさはキロメートルで52桁以上になる。

光は1秒で30万キロメートル進むので、1光年は9兆4600キロメートルとなる。約10兆であり、桁数でいえば13桁（10の13乗の意味）だ。100億が10桁だから、宇宙の大きさの

200億光年をキロメートルで表すと23桁になる。『倶舎論』の桁数では22桁が毘婆訶《びばか》なので、200億光年は約3毘婆訶由旬となる。結局、風輪の大きさは現代科学で考える宇宙の大きさよりも、はるかに大きいことになる。

この広さに対して、高さは比較的に小さい。金輪の中心に須弥山《しゅみせん》があり、その上方に天界がある。欲界・色《しき》界・無色界の三界のうちで、欲界の頂上までが128万由旬という。その上方は色界であり、禅定《ぜんじょう》の世界だ。

初禅の大梵天界までが1世界であり、1024万由旬の高さだ。地球から太陽までの距離1億5000万キロメートルを1天文単位というが、この半分くらいの高さに相当する。この1世界が1000集まって小千世界となる。1小千世界の上に二禅の天界がある。そして小千世界が1000集まって中千世界となる。1中千世界の上に三禅の天界がある。中千世界が1000集まって大千世界となる。大千世界の上に四禅の世界があり、その頂上までの高さは約1700億由旬という。これは約10分の1光年に相当する。

無色界には形がないので、形ある世界の高さは10分の1光年と比較的短いことになる。これに対して広さは風輪の大きさだから、時の地平線をはるかに超える巨大な大きさとなる。昔の仏教徒が考えた宇宙はひじょうに平面的だが、禅定の実践には適した宇宙観だと思う。

ガリレオ裁判と科学

古代ギリシャの天文学で、すでに地球は丸いと考えられていた。アリスタルコスは太陽が地球よりもはるかに大きく、地球は他の惑星と同様に太陽の周りを回っているという研究を発表した。プトレマイオスも太陽中心に考えたほうが計算が単純になると知っていたようだ。しかし天動説が有力であった。

それから1000年以上の時が経過し、コペルニクスが地動説を復活した。彼はキリスト教の僧侶で医師であった。彼は主に古典を研究したのであり、天体観測は少し行なっているが実験はしていない。だから科学者ではなく人文学者といったほうがふさわしい。実験と観察を行なったのはガリレオだった。彼は1610年『星界の報告』を出版した。その10年前、日本で関ヶ原の戦いの年、コペルニクス説を支持したジョルダーノ・ブルーノが火あぶりの刑に処せられた。刑場となったローマのカンポ・ディ・フィオーリ広場には、ジョルダーノ・ブルーノの像が立っている。宗教裁判でガリレオは間違いを認めた。火あぶりの刑を免れるためだった。間違っていることを実験と観察で検証するのが科学の特徴だ。ガリレオが間違いを認めたということは、科学の誕生を象徴する出来事のようにも思える。

カンパネッラは命がけでガリレオを弁明した。彼は火あぶりにはならなかったが、30年以上投獄されていた。獄中から友人に手紙を出して、『ガリレオの弁明』を出版した。彼が命をかけたということは、自分の命よりも大事な価値あるものがあったことになる。自分の命よりも大事な価値があったなら、それをその人の宗教という。七夕に病気平癒を願っても、治らずに死ぬ患者は少なくない。命を扱う医療の現場に、宗教的ケアを担当する僧侶が必要なゆえんだ。

葬儀とグリーフケア

1992年、ローマ教皇ヨハネ・パウロⅡ世はガリレオの裁判の誤りを認め、ガリレオに謝罪した。そのヨハネ・パウロⅡ世の葬儀には400万人が会葬した。私も東京カセドラルでの葬儀に参列した。葬儀はグリーフケア（死別悲嘆支援）の役割も果たす。愛別離苦《あいべつりく》のケアであり、仏教僧侶にとっても重要な仕事のはずだ。ところが日本の仏教僧侶はグリーフケアのチームに参加していない。

医療の現場では、患者が死亡する以前から遺族のグリーフケアは始まっている。グリーフケアは看護師・ケースワーカー・心理療法士・宗教家・医師などが協力し合って行なう。患者が死んで葬儀の準備が整ってからでは、僧侶の出番は遅すぎるのだ。

大火災と熱傷治療——終戦記念日と平和憲法

〔2005年8月〕

8月15日と日本国憲法

8月15日は終戦記念日、「戦歿者を追悼し平和を祈念する日」とされている。第二次世界大戦で日本の戦死者約212万人、空襲による死者約24万人という。全世界では大戦中に約2200万人が死亡した。

敗戦後、日本国民は戦争を行なった罪を深く反省して平和憲法を作った。その序文には、「平和を愛する諸国民の公正と信義に信頼して、われらの安全と生存を保持しようと決意した」とある。英語版草稿によると、この部分が「日本国民の安全と生存を、世界中の平和を愛する人びとの正義と誠実に依存しようと決意した」という意味であることがわかる。ここには、他と争わない仏教無我の理想をさえ観ずることができる。

草案作成の経緯には問題があったかもしれないが、半世紀以上続いている憲法なのだから間違いなく日本人の憲法だ。かつて仏教界も戦争協力という罪を犯してしまった。これを懺悔《ざんげ》し、戦火で焼かれた世界中の戦争犠牲者の苦痛を忘れないために、今回は火傷《かしょう》（やけど）を話題にしよう。

放射線火傷と全身被爆

身体の一部分に一定量以上の放射線を被曝すると、脱毛から、赤く腫《は》れあがり、壊死《えし》に至る放射線火傷の症状が出現する。身体の広範囲に大量の放射線を被曝すると死に至る。ひじょうに大量の被曝では即死、即死を免れる大量被曝では脳圧亢進《こうしん》で意識障害や痙攣《けいれん》を起こし、数時間から数日で死亡する。2週間前後で死亡する場合は、下痢や下血を伴う消化管粘膜の障害による。それ以後の死亡原因は、白血球や血小板が減少する骨髄障害だ。

これら急性の放射線障害に加えて、晩発障害がある。がんや白血病・白内障・不妊等が、被曝してから数か月あるいは数年経過した後に出現する。妊娠初期の胎児は放射線障害を受けやすく、比較的少量の放射線被曝で奇形が現れる。レントゲン撮影は、これよりも2桁《けた》以上低い線量なので胎児に事実上の危険はない。

爆発や大火災とトリアージ

最近、テロによる爆発のニュースが頻繁に聞こえる。第二次世界大戦中は焼夷弾《しょういだん》による大火災があった。多数の傷病者が同時発生している状況では、まず搬送治療の優先順序を決定するために患者選別が必要となる。これをトリアージといい、最大限に傷病者を救命するための作業で、国際的にほぼ共通の色識別票が用いられている。緊急治療群は赤、準緊急治療群は黄、軽症群は緑、死者は黒だ。これらの識別票を傷病者の手首などに装着する。

赤の緊急治療群に属するのは、大出血・呼吸心拍停止・意識障害・ガス中毒・重症熱傷などで、受傷現場での救急処置を要する。黄色の準緊急治療群に属するのは、骨折や出血が少ない外傷などで、処置搬送は後回しとする。緑の軽傷群には負傷者同士での助け合いを指示し、集合させてバスで移送したりする。

熱傷の治療

熱傷《ねっしょう》（やけど）で辛い症状は痛み、生命に関わる症状は脱水であり、そして次に細菌感染が問題となる。受傷直後には、熱傷の深達化防止と痛みの軽減のために流水で15分以上冷やすのがよい。軽症では局所治療だけで充分だが、広範囲例や気道熱傷を合併するような場合には、全身管理が必要となる。

熱傷は組織障害の深さによってⅠ度からⅢ度に分類される。Ⅰ度熱傷は、赤くなるだけで軽い痛みを伴い数日で治る。水疱ができる場合をⅡ度熱傷といい、浅達性と深達性に分けられる。浅達性Ⅱ度熱傷の場合は通常、２週間以内に瘢痕《はんこん》を残さないで治る。水疱内容液は注射器で吸引して除く。深達性Ⅱ度熱傷も３～４週間で治るが、瘢痕が残る可能性もある。通常強い痛みを伴うことが多い。真皮全層が壊死して潰瘍《かいよう》となるⅢ度熱傷では、痛覚も消失する。瘢痕となって治るが、数か月を要する。

創《きず》の細菌感染に注意し、化膿した創面はできるだけ早期に切除する。感受性検査に基づいて、適切な抗生剤の使用も大切だ。感染のない創面に対しては、近年種々の創傷被覆材が開発されて使用可能となっている。

熱傷を受けた面積が大きいと、生命の危険が増すので入院治療が必要となる。成人では全身の20％以上、幼小児では10％以上の熱傷を受けた場合に「熱傷ショック」といわれる全身的な反応を起こしやすい。熱傷面積の算定には、本人の手掌面積が体表面積の１％に相当することも一つの目安となる。「熱傷ショック」では、熱傷部位からの体液喪失と全身の血管透過性亢進による循環血漿量減少で血圧が下がって死に至る。したがって早期に充分な補液を行なうことが重要となる。

胸部レントゲン写真や酸素分圧低下から気道熱傷が疑われる場合には、早めに気管内挿管を行なう必要がある。広範囲熱傷や気道熱傷では、できるだけ早く専門医に移送したほうがよい。

アスベストとタバコ――肺がんの危険度

〔2005年9月〕

9月は「がん制圧月間」

最近、アスベスト（石綿）に関する話題が、数多くマスコミに取り上げられている。飲食店で喫煙しながらテレビを見て、アスベストによる発がんの危険を心配している人もいる。健康増進法が施行されて2年以上過ぎたが、ほとんどの飲食店にいまだに灰皿が置いてある。多くの喫煙者が、周囲に人がいてもタバコをひかえようとしない。

2003年（平成15）5月から施行された健康増進法では「学校、体育館、病院、劇場、観覧場、集会場、展示場、百貨店、事務所、官公庁施設、飲食店その他の多数の者が利用する施設を管理する者は、これらを利用する者について、受動喫煙を防止するために必要な措置を講ずるように努めなければならない」ということになっている。しかし、この法律は充分には守られておらず、受動喫煙を防止する法律があることさえ知らない人も多い。日本対がん協会や医師会の努力は大きな成果を上げていないようだ。

テレビによるタバコの危険についての情報公開が、アメリカでは30年も前から行なわれている。日本のマスコミでは喫煙の危険性が充分に取り上げられないことに問題があるのだろうか。9月は「がん制圧月間」なので「アスベストとタバコ」を話題にしよう。

石綿の吸入による職業病

アスベストの粉塵を長期間吸入した人に、アスベスト肺（石綿肺）という病気が発生する。アスベスト肺は塵《じん》肺の一種だ。塵肺とは粉塵を吸入することによって起こり、肺の線維が過剰増殖する病気だ。吸入する粉塵の種類により、珪肺（鉱山・窯業・鋳物など）、アスベスト肺（石綿加工など）、黒鉛肺（鉛筆製造・電極製造など）、スズ肺（エナメル、歯科用セラミックスなど）、染土肺（い草染土）、タルク肺（滑石粉砕・塗料・ゴムなど）、炭鉱夫肺（石炭鉱山）、鉄肺（鉄溶接工など）、アルミニウム肺（アルミニウム製造）、硫化鉱肺（硫化鉱山・硫安工場）などがある。病気が進行すれば呼吸不全あるいは心不全に至る。肺結核やがんを合併することもある。

アスベスト肺は職業上アスベスト粉塵を10年以上吸入した労働者に起こり、潜伏期間は15～20年といわれている。アスベスト曝露《ばくろ》をやめたあとでも、進行することもある。肺がん発生までの潜伏期間は15～40年で、アスベスト吸入量が多いほど肺がん発生率が高い。

肺と胸壁の間にある胸膜や腹部内臓を覆う腹膜などから、悪性中皮腫《ちゅうひしゅ》という悪性腫瘍《しゅよう》が発生する。上皮から出た悪性腫瘍をがんといい、悪性中皮腫は悪性でもがんとはいわないが、生命予後が悪いことはがんと変わらない。アスベスト曝露から悪性中皮腫発生までの潜伏期間は20～50年と長い。悪性中皮腫の頻度は肺がんの1％以下だが、その70～80％はアスベストによると考えられている。

アスベストを吸い込んだ量が多いほど、肺がんや悪性中皮腫の発生も多い。アスベストは繊維が空気中に浮遊した状態にあるときに危険となる。

学校建築では吸音目的などのため天井などに吹き付けアスベストが使われてきた。劣化等によりアスベストの繊維が飛散するおそれもあるが、吹き付けアスベストや板状に固めたスレートボードから通常、粉塵は飛ばない。しかし子供たちの安全対策には万全を期す必要があり、学校の建物から吹き付けアスベストは安全な方法で早急に取り除かなければならない。

実質的には長期間、アスベスト含有製品を製造や加工する作業、あるいはアスベストが使用された建築物等の解体作業に従事していた人が、アスベスト関連の病気になる危険性が高い。

アスベストとタバコの肺がん危険度

アスベスト吸入による中皮腫の発生と喫煙とはあまり関係がないようだが、アスベストと喫煙との組み合わせで肺がんは相乗的に増加するので禁煙は重要だ。アスベストもタバコも吸ってない人に比べると、アスベスト作業従事者の肺がん発生率は1・4倍、喫煙者の肺がん発生率は12倍、アスベスト作業従事者で喫煙者の肺がん発生率は17倍というデータがある。これからわかるように、タバコのほうがアスベストよりも桁違《けたちが》いに危険なのだ。

世界保健機関（ＷＨＯ）によると、タバコは９秒間に１人、１年に世界中で３５０万人の人命を奪っている。アスベスト対策が重要であることに変わりはないのだが、桁違いに危険なタバコ対策の徹底が望まれる。

日本ではいまだに知識人でも喫煙する人がいて、子供たちに悪影響を与えている。「喫煙するということは無知をさらけ出しているのであり、また他人に重大な健康被害を与えている加害者なのだから、タバコを吸うことは恥ずかしいことだ」と子供たちがわかるような社会にする必要がある。現在の子供たちが数十年後も健康であってほしいから、学校のアスベスト対策は重要だ。しかし、それにも増して、子供たちの前から喫煙者をなくすことが重要なのだ。

脳死と心臓死――神話とよみがえり

〔2005年10月〕

神無月と黄泉の神話

10月は神無月《かんなづき》、日本中の神様が出雲に行って不在となる「神無し月」だという話もあるが、「神の月」という意味が正しいらしい。

日本書紀は天地創造で始まり、その神話によると夫婦神のイザナギとイザナミの交合によって日本国が生まれた。続いてイザナギとイザナミは神々を産んでいくが、火の神を出産したときの火傷《かしょう》でイザナミは黄泉（よもつくに）に逝ってしまう。妻を恋するイザナギは追って黄泉に入った。イザナミは、「我が夫よ、来るのが遅かった、私はすでに〈泉之竈食（よもつへぐい）〉をしてしまった」と言う。黄泉の竈（へっつい）料理をすでに食べたので甦《よみがえ》れないというのだ。そして、「視るな」と言って眠るが、イザナギは火を灯して視てしまう。「汚穢き国（きたなきくに）」での妻の姿に驚いて、急いで逃げ帰って「泉津平坂（よもつひらさか）」に至り、1000人で引くような大きな磐《いわ》で路を塞いだ。これ以後、黄泉との往復は困難となった。怒って追いかけてきたイザナミにイザナギは離縁を宣言すると、イザナミは毎日1000人を殺すと言い、イザナギは毎日1500人産ませると言葉を返した。

人口統計によると、1872年（明治5）には1日の平均死亡数が約1100人、出生数が約1600人、人口増加が約500人でイザナミとイザナギの宣言にほぼ近い数字だった。最近では死亡数も出生数もこれより多く、どちらも毎日約3000人だが、今後は出生数が死亡数よりも減って、人口は増加から減少に転ずる。

心臓死は新しい概念

心臓の拍動が停止して、かつ再開不能である場合に、死亡と判断される。このようになったのは近年のことだ。ラエンネックが聴診器を発明した1816年より前は、心拍停止を確実に知る方法はなかった。血圧が下がれば脈拍は触れにくくなるので、心停止の診断には聴診器が不可欠だ。もちろん現在は心電図で確認する。

そもそも心臓が何のための臓器なのか、昔の人は知らなかった。心（こころ）の臓器と思っていたのかも知れない。心が脳の働きであることを、現代の日本人は知っている。脳の働きが停止すれば、意識はなくなり、呼吸が停止し、身体も動かせなくなる。そして、脳の働きが停止して戻らないこと、「黄泉還（よみがえ）」らないことが死なのだ。

脳が働くためには常に酸素が供給されていることが不可欠だ。脳に酸素が運ばれなければ、数分間で脳の働きは停止して元に戻らない損傷を受けてしまう。酸素は呼吸によって大気から吸入され、肺で赤血球に結合する。酸素が結びついた血液を送り出すポンプが心臓だ。心臓が止まると脳への酸素供給が止まるので、「よみがえる」ことができなくなるのだ。

同様の理由で、呼吸が止まれば間もなく「よみがえれ」なくなる。逆に、脳の働きが停止すれば呼吸も止まる。これは「息を引き取った」と表現されてきた。「よみがえ」ってほしいと思うのは、イザナギだけではないので、蘇生の努力が施される。

呼吸や心臓が停止した場合、まず近くにいる人によって4分以内に一次救命処置が開始されなければならない。意識がなく呼吸が停止している場合、下顎の先端部を挙上して気道を確保し人工呼吸を行なう。2回の人工呼吸で自発呼吸が回復しない場合には躊躇《ちゅうちょ》なく心臓マッサージを開始する。そしてできるだけ早く除細動《じょさいどう》を行なう。２００４年（平成16）7月から一般の人でも自動体外式除細動器（ＡＥＤ）を用いて除細動してよいことになった。多くの場所にＡＥＤが設置されつつある。

そして救急隊に引き継ぐまで、心臓マッサージと人工呼吸を続ける。医療機関に移送されて二次救命処置に引き継がれる。専門的な医学知識に基づいて医療器具や薬物を用いる蘇生術だ。ここで心臓の拍動が再開し血圧も回復したなら、次は自発呼吸の回復へ向けての脳蘇生が目標となる。

心臓死という言葉の限界

救命処置を続けても心臓の働きが回復しない場合には、蘇生をあきらめて死亡と診断する。いわゆる「心臓死」だ。心停止・呼吸停止・瞳孔散大の三徴候が不可逆であるという診断だが、不可逆であるかどうかの判定基準はない。心臓マッサージを続けたが回復しないのであきらめましょうと、現場の医療従事者や患者の家族が同意して蘇生を断念するというのが実情だ。近い将来、人工心臓が発達普及した場合には違った状況も考えられる。心臓は脳と違って交換不可能ではなく、原理的には人工心臓で代用が可能だ。

人工呼吸器はすでに普及しているので、二次救命処置には不可欠となっている。そこで、救命不可能と思われる状況で、いつまで人工呼吸を続けるかという問題が生じる。蘇生限界点を越えたかどうか、という診断が必要なのだ。

神様同士の場合には「泉之竈食（よもつへぐい）」をしたかどうか本人に直接聞くことができた。人間の場合には意識がない本人に聞くことはできない。「泉之竈食」をしたかどうか、蘇生限界点を越えてしまったかどうか、これを科学的に診断する方法が、脳死判定なのだ。

狂牛病となまぐさ——食時五観を見直す

〔2005年11月〕

脳を食べて感染する病気

骨付きのステーキのTボーンには、縦切りの脊椎骨《せきついこつ》にロース肉とヒレ肉が付いている。一つでロースとヒレの両方を味わえるステーキだったが、脊椎骨に付いている脊髄や神経節を食べると狂牛病になる危険性が判明して姿を消した。ロース肉は脊椎中心から背側にあって主に腸肋筋《ちょうろくきん》と最長筋から成る。ヒレ肉は腹側にある腸腰筋だ。これらの筋肉は人間の解剖でも共通している。

私たちは牛の筋肉を食べるが、人間の筋肉は食べない。ところが世界には人間を食べる人たちがいる。パプアニューギニア山岳部のフォレ族は、死者を弔うために食人をしていた。死者の脳は女性と子供によって食べられていたが、笑死病とも呼ばれるクールーという病気が女性と子供に多発した。人の脳を食べることでクールーが感染していると判明して後、この地域での食人は行なわれなくなった。

クロイツフェルト・ヤコブ病という初老期にかかる稀な病気の脳には、スポンジのようにたくさんの孔《あな》ができる。これは「スポンジ病変」といわれる。そしてスポンジ病変は、クールーで死んだ人の脳にもあることがわかった。スクレイピーという病気で死んだ羊の脳にも、スポンジ病変が見られた。飼育場で飼われているミンクだけに起こる、ミンク脳症の脳にもスポンジ病変が見つかった。

1963年、クールーで死亡した人の脳をチンパンジーの脳に注入したところ、そのチンパンジーは2年後にクールーを発症して死亡した。その脳にはスポンジ病変があり、この動物実験でクールーが感染することが検証された。その後、スクレイピーの病原体が発見され、1982年にプリオンと名づけられた。感染する蛋白質《たんぱくしつ》という意味で、プロテイン（蛋白質）の初めの2文字「PR」とインフェクション（感染）の終わりの3文字「ION」を合わせた合成語だ。遺伝情報をもつ核酸ではなく蛋白質が感染するということは、それまでの生物学では考えられない新事実であった。

そして、1985年にイギリスで、いわゆる狂牛病が発生した。その脳にはスポンジ病変が認められた。羊の肉とともにスクレイピーの病原体が牛の飼料に混入して、狂牛病が発生したようだ。さらに狂牛病の牛の肉骨粉《にくこっぷん》を飼料とした牛に感染が拡がった。そして、狂牛病の牛を食べた10人の比較的若い人に変異型クロイツフェルト・ヤコブ病が発生し、この事実が1996年に発表された。

プリオン病

プリオンは正常細胞にもあり、神経の機能維持に必要な蛋白質で、主に神経の細胞膜にある。これの異常は痴呆その他の脳障害を起こし、しかも感染性がある。クロイツフェルト・ヤコブ病や狂牛病など、プリオンが原因の病気を総称してプリオン病という。立体構造が変化して不溶性となった異常プリオンが脳に蓄積し、神経細胞を破壊してプリオン病を起こす。プリオンのでき方の違いで、孤発性・遺伝性・感染性プリオン病の3種に分けられる。

孤発性のプリオン病は最も多いクロイツフェルト・ヤコブ病だが、この病気ではプリオン遺伝子に異常がなく、異常プリオンができる原因は不明だ。遺伝性のプリオン病には家族性クロイツフェルト・ヤコブ病などがあり、プリオン遺伝子に異常があって優性遺伝をする。感染性プリオン病は異常プリオンの感染により、正常プリオンの形が変化して異常プリオンになってしまうことで発症する。感染の原因として、脳外科手術時の脳硬膜移植やヒト下垂体ホルモン注射があった。これら感染の原因となったヒト乾燥硬膜や抽出成長ホルモン製剤等はすでに禁止されたが、過去に使用された人は長い潜伏期間の後に発症するので安心はできない。

さらに感染性のプリオン病に、狂牛病の牛を食べて感染する変異型クロイツフェルト・ヤコブ病があり、主にイギリスでの発症であったが、ついに日本人にも1例発症し昨年（2004年）12月に死亡した。

変異型クロイツフェルト・ヤコブ病

狂牛病の牛を食べて感染する変異型クロイツフェルト・ヤコブ病は、長期間の潜伏期の後に痴呆症状と運動失調で発症する。発症するとしだいに動けなくなり、通常2年以内に死亡する。現在有効な治療法はない。二次感染対策が必要だが、プリオンには通常のウイルスに対する消毒法は無効だ。煮沸・紫外線照射・乾燥でも感染性はなくならないので、汚染した可燃物は焼却するのがよい。

思えば人間の食欲を満たすために、草食の牛に肉骨粉を食べさせたことで狂牛病問題が発生した。肉食に関して、スッタニパータに「なまぐさ」とは「欲望を制することなく美味を貪ることだ」とある。あらためて食事五観を、ありがたく感じる昨今だ。

遺伝子支配からの解脱と成道会——科学の限界と三智

〔2005年12月〕

新しいものと古いもの

12月8日が成道会《じょうどうえ》なので、今月は釈尊の成道について話題にしたい。釈尊は夜の初・中・後に、順次に三智《さんち》すなわち「憶宿命智《おくしゅくめいち》・衆生生死智《しゅじょうしょうじち》・漏尽智《ろじんち》」を覚られたと伝えられている。自己の過去世を知る「憶宿命智」、衆生の輪廻《りんね》の有様を知る「衆生生死智」、そして輪廻の苦からの解脱《げだつ》としての「漏尽智」だ。

釈尊は「世の流れに逆らう」と思って、漏尽智の説法を躊躇したが、梵天勧請《ぼんてんかんじょう》で「悲の故に」説法を決意し、四諦《したい》を説かれた。およそ2500年前の話だ。

知識には新しいほうがすぐれているものと、逆に古いほどすぐれていると考えられるものがある。新しいほうがすぐれているのは科学的知識だ。科学は、実験と観察という手段を用いて、常に自分自身の間違いを系統的に訂正し続ける。科学に反することを見つけるのが科学の研究なのだ。生命に関する科学以前の知識では、間違っている学説にこだわると、その学説とともに心中していた。科学では、徹底的な間違い探しによって、学説を殺して自分が生き残る。自分の学説にこだわらないという点では、仏教の無我とも共通している。

科学で扱えるのは実験と観察によって、反証が可能な問題に限られる。これが科学の限界だ。間違っているか否か以外の問題、たとえば価値や倫理の問題などは、科学では扱えない。そのような非科学的な領域においては、古いものほどすぐれているという傾向も出現する。反証不可能なので、良いものを選ぶには長い時間を要する。人文学的批判に耐え、多くの人びとに読まれ続けることで、良いものが残って古典となる。

そのような古典の中には、反証可能な部分が含まれていることもある。そして反証可能な部分を現代の科学的知識で書き換えたとしても、古典の重要な内容の価値が失われることはない。古典の価値は非科学的な部分にあるのであり、むしろ科学的な見直しは価値を高めると考えられる。仏教の根本は自己に執着しないことであり、仏典の見直しも歓迎する立場だと思う。

科学の限界と三智

反証可能性に加えて、科学のもう一つの限界は客観性だ。科学では、自己自身の主観を変えることは扱えない。釈尊の覚りも、世の流れに逆らって自己の在り方を変えるものであり、非科学に属する。「憶宿命智」と「衆生生死智」で、自己と衆生の生死輪廻という苦の有様を覚り、「漏尽智」で苦と渇愛の縁起を覚られた。苦の原因は欲愛・有愛・無有愛のごとくの渇愛であった。これら三つの渇愛は、それぞれ生殖・生存・死の本能に対応する。そして生殖・生存・死の繰り返しこそが輪廻の苦なのだ。

生殖・生存・死の三つは科学における生命の条件でもある。生まれては死ぬ、この限りない繰り返しの中に自分という存在がある。自分という存在、そして生きとし生けるものの存在を、現代の科学的知識に基づいて時間をさかのぼって考えてみよう。

今この瞬間に生きている存在は、過去のあるときに親から生まれた。親もまた、その親から生まれた。そのようにたどっていくと、そこに共通する存在は遺伝子だ。遺伝子が自己を複製する。両親から半分ずつの遺伝子を受け継いで、人は生まれる。時間をさかのぼると人類の進化を逆行し、30億年くらい前の生命の誕生に行き着く。旧約聖書のカオスや古代中国思想の混沌のごとき状態からしだいに散逸構造が形成され、核酸のような自己複製をする有機物ができた。それは周囲から原料を取り込んで、自己複製を繰り返して増殖した。自己複製を繰り返す間に少しずつ変化し、より多く増殖したものが生き残っていった。自己増殖の原料としては、同様の成分からなる他の生命を利用すると都合がいいので、捕食が始まった。蛋白質《たんぱくしつ》を合成して周囲を守った核酸が生き残り、やがて細胞となり、多細胞生物ができ、魚類、爬虫類《はちゅう》、哺乳類《ほにゅう》へと多様化した。

生まれては死ぬ、そこに共通して存在し続けるのは、遺伝子なのだ。

遺伝子の束縛からの解脱

遺伝子の指令に従って、動物は生まれ、子を作り、死ぬ。これを繰り返して、単純に自己の遺伝子を増やしている。人間は、より良く生きようと努力し、人生の目標を設定する。これが人間と他の動物を区別する最大の特徴だ。遺伝子は、遺伝子自身の増殖に都合がいいように人間を設計した。ヒトの全遺伝情報（ゲノム）はデオキシリボ核酸（ＤＮＡ）の４種類の塩基を文字として書かれた約30億文字の文書だ。自然がこの文書を書くのに約30億年を要した。ヒトゲノムは人間の設計図であり、そこに生殖と生存と死の渇愛が書き込まれている。

生殖と生存と死の渇愛によって、生まれては死ぬという苦しみを繰り返す。生殖と生存と死の渇愛を制御できたなら、生まれては死ぬという苦しみから解脱できる。釈尊の悟りは、30億年にわたる遺伝子の支配からの解脱であったとも、解釈可能ではないだろうか。

宇宙船地球号の危機——新型インフルエンザ流行の兆し

〔2006年1月〕

Think Global, Act Local

20世紀のレオナルド・ダ・ビンチともいわれるバックミンスター・フラーの言葉「Think Global, Act Local（グローバルに考え、ローカルに行動する）」が、彼の死後20年以上過ぎた今、世界中で流行《はや》っている。このような素晴らしい考えが流行るのは歓迎だが、流行り病のように流行っては困るものがある。フラーが残したもう一つの有名な言葉に「宇宙船地球号」があるが、流行り病が宇宙船内で発生したら、船内のすべての人に危険が及ぶだろう。そして現在、宇宙船地球号に新型インフルエンザ流行の危険が迫っているのだ。

パンデミックと呼ばれる疫病の大流行は、世界の歴史を変えてきた。1384年から4年間ヨーロッパで大流行したペストでは、2500万人が死んだという。これがイタリアで始まるルネッサンスのきっかけになったともいわれる。1918年5月から流行った新型インフルエンザ、いわゆるスペイン風邪は5000万人の死者を出した。当時の世界人口12億人の約半数が感染して4％が死んだことになる。このために第一次世界大戦終結が早まったといわれている。

新型インフルエンザのパンデミックは、10年から40年ごとに発生している。必然的に、グローバルに考え、ローカルに行動せざるを得ないのがインフルエンザだ。

インフルエンザウイルス

インフルエンザウイルスの大きさは1ミリメートルの1万分の1で、乳酸菌などの細菌よりも1桁《けた》小さい。光の波長よりも短く、したがって可視光線では見ることはできない。形を見るには電子顕微鏡を用いる。インフルエンザウイルスの中心には、遺伝情報であるリボ核酸（RNA）があり核蛋白《かくたんぱく》がついている。核蛋白の違いによりA型・B型・C型に分けられる。

B型とC型は主にヒトに感染するが、A型は鳥類や家畜にも感染する。ウイルス表面には赤血球凝集素（HA）とノイラミダーゼ（NA）という2種類の突起が多数ある。A型インフルエンザウイルスはHAの違いで16種類、NAで9種類の亜型に分けられる。いわゆるスペイン風邪はH1N1亜型だった。世界人口の半数が感染して免疫ができたために、1年ほどでパンデミックは収まった。今パンデミックが恐れられているのは、いまだ流行を経験せずワクチンもないH5N1亜型のインフルエンザだ。

A型インフルエンザは、自然宿主であるカモ類などの水禽類のウイルスが、形を変えて家畜やヒトに感染するようになったと考えられている。水禽はA型インフルエンザウイルスが腸管にいるが病気にはならない。これが鶏などの家禽に感染して病気を起こす。大部分は軽い症状で治る低病原性だが、大部分の鶏を殺してしまう高病原性鳥インフルエンザ（HPAI）が問題となる。HPAIがヒトに感染して死亡例が多数報告されつつあるが、大部分が鳥からヒトへの感染で、ヒトからヒトへの感染は少ない。これまでヒトのHPAI感染例では、上気道からはウイルスが検出されず、気管支からの検体からだけウイルスが検出されている。感染が成立するには、まずHAが細胞の受容体に結合する必要がある。鳥インフルエンザのHAはヒトの上気道の受容体には結合しないので、上気道感染としてのヒトからヒトへの流行が起きずに済んでいるようだ。もしHAが変化してヒトの上気道に結合するようになると、大流行が生じて1週間で世界中に広まると考えられている。

自己複製をするとき、RNAウイルスは間違いを起こしやすい。とくにインフルエンザウイルスは常に少しずつ形を変えて、毎年冬に流行を繰り返している。日本などの北半球では流行株の予測とワクチンの製造に、南半球前冬の流行を参考にする。

インフルエンザウイルスは少しずつ形を変えるだけでなく、大きく変化する場合がある。ブタやヒトに、違った形のウイルスが同時に感染した場合、ウイルスの一部が置き換わってしまうのだ。ヒトインフルエンザがHPAIと同時にブタなどに感染し、ヒト型のHAがHPAIに入ってしまって、新型インフルエンザのアウトブレイクが起こる。これが心配されているシナリオだ。

インフルエンザの治療

インフルエンザの治療は、鼻水などを検体としてインフルエンザウイルスの迅速検査を行なって、タミフルやリレンザなどの抗ウイルス薬を用いる。約15分で迅速検査の結果は判明する。インフルエンザは高熱や関節痛で突然発症するので、発症からの時間がわかる。発症後2日以内であれば抗ウイルス薬が有効だ。このようなインフルエンザ迅速検査と抗ウイルス薬による治療が普及しているのは、日本だけのようだ。

ＨＰＡＩにもタミフルやリレンザは有効であり、欧米各国はパンデミックに備えて、人口の25％が発症すると考えてタミフルの備蓄を進めている。ただ、残念なことに迅速診断キットで、ＨＰＡＩは検出できないようだ。タミフルの国家備蓄でも日本は遅れをとっている。

あとがき

仏教は医療と再結合（religion）してこそ、世界宗教の模範として復活する。

このような思いをローマ教皇庁の医療国際会議での4回の講演を通して確信するようになりました。しかし、確かに仏教の教義は他の世界宗教と比べて素晴らしいのですが、現代日本の仏教界は実践が伴っていないのです。明治維新という「革命」によって仏教が日本の社会から切り離され、僧侶は寺院に引きこもって専ら葬儀を行なうように成り下がってしまいました。江戸時代までは、仏教僧侶は生きている人に関わることが主であり、とくに看病と臨終行儀が重要でした。お釈迦さまは成道《じょうどう》の後、不死の鼓《つづみ》を打つと転法輪《てんぽうりん》の宣言をしました。そして説かれたのが仏教であり、仏教は最初から「死ぬという苦の緩和」だったのです。

世界保健機関（ＷＨＯ）が認める世界一の日本医療、その唯一の欠陥が医療現場に宗教者が不在であることです。医療現場における仏教僧侶の役割は二つあります。一つは患者の菩提寺の住職として関わった場合で、積極的に仏教の行事や教義の話をする役割です。もう一つは仏教徒以外の患者に対応する場合で、自己の宗教の布教はせず、患者本人のあらゆる宗教に対応し、無宗教にも対応するというスピリチュアル・ケアワーカー共通の原則で、まさに「我への無執着」を説く仏教の僧侶にふさわしい役割です。医療関係者や仏教僧侶の勉強会において、緩和ケアには仏教僧侶の参加が望まれると話し続けて約30年が経過しました。そしてついに自分が進行がんで緩和ケアを受ける立場になりました。ローマ教皇庁の会議で、中国出身の経済学者が「危機」という漢字を示して、危はdanger、機はopportunityで、「危機こそチャンスなのだ」と言いました。私も不治の病となった危機をチャンスにしたいと考え、自分の場合を示すことで〈医療と仏教の再結合〉を呼びかけることにしました。

そのような時に高野山大学教授の山口幸照先生が、これまでの私の講演や雑誌発表の原稿を加えた単行本を出版することを提案し、準備を進めて下さいました。そして高野山大学の大下大圓先生と緩和ケア医師の種村健二朗先生も加わっての座談会も行なわれました。3人の先生方との話はとても実り多いもので、既発表原稿の加筆修正や書き下ろし文（「余命数か月を生きる」）の執筆の際に役立たせていただきました。

また、本書の一般発売に先立って、山口幸照先生、大下大圓先生、種村健二朗先生に加えて、栃木県医師会長の太田照男先生、済生会宇都宮病院緩和ケア科の粕田晴之先生、阿吽社社長の小笠原正仁師、益子観音寺住職の馬場章信師および小中高同級生の長尾浩君が発起人となり、事務局として浄土宗広琳寺副住職の井上広法師にもお手伝いいただき、出版を記念して私の講演会を開催していただきました。大勢の宗教者と医療関係者が一堂に会した講演会は私にとって日本では初めてであり、〈医療と仏教の再結合〉のために大変ありがたく、発起人の諸師とご参加いただいた高野山大学学長藤田光寛先生、日光山輪王寺小暮道樹門主、獨協医科大学学長稲葉憲之先生、同名誉教授日野原正先生、栃木県立がんセンター名誉所長小山靖夫先生、同所長清水秀昭先生、その他御多忙中にかかわらずご出席いただいた皆様に深く感謝し、この場を借りまして御礼申し上げます。

そして、日ごろ私の活動を支えてくれた西明寺と医療法人普門院診療所の職員および関係者に感謝致します。最後になりますが、医療と仏教の双方ともに日常言語とは異なる文章の編集という困難な作業を行なっていただいた阿吽社編集長の大槻武志氏に感謝申し上げます。

2015年11月

田中雅博

再版によせて――「韓国語版への序」より

田中貞雅（医療法人 普門院診療所 理事長）

私の旧姓は梁で韓国籍でしたが、現在は本書の著者・田中雅博の妻で日本国籍です。夫婦別姓の韓国と違って、日本では結婚すると夫婦は同じ姓になりますので、田中を名乗っています。

私が雅博と出会ったのは、東京慈恵会医科大学の運動部です。彼は同じ卓球部のエースで2年先輩でした。卓球が強かったことに加えて物理学と数学のオタクで、物理実習などのレポートを書く際にその知識を利用させてもらいました。

大学を卒業して私は麻酔科の医師になり、彼と結婚しました。結婚式の引出物に雅博と貞雅の名前を並べて書いたのですが、おもしろいことがわかりました。縦書きで右に雅博、左に貞雅と書いて、横書きで読むと貞雅が上、雅博が下になるのです。以来、貞雅は雅博を〝尻に敷いて〟います。

私は、雅博と同じく、国家公務員として国立がんセンター病院に勤めました。そこで麻酔科指導医の資格を取得し、手術の麻酔に加えて、がん患者の疼痛《とうつう》コントロールを行ないました。その後、西明寺《さいみょうじ》の住職であった雅博の父親が60歳で急死し、雅博は西明寺の跡を継ぐことになりました。寺で緩和ケアを行なうことで私も雅博も意見が一致し、西明寺境内に医療施設を造りました。雅博が寺の管理者、私が医療施設の管理者です。以来、雅博は医療の現場に宗教者が必要であることを説き続けてきました。

そして四半世紀が過ぎ、緩和ケアに参加する臨床宗教師が日本でも育ちつつあります。この本が、私の母国である韓国の医療現場で、とくに緩和ケアにおいて、参考になれば幸いです。

2016年3月

雅博
貞雅

著者略歴

田中雅博（たなか　まさひろ）

昭和 21 年（1946）3 月　坂東第二十番札所の益子《ましこ》西明寺《さいみょうじ》に生まれる。
昭和 45 年（1970）3 月　東京慈恵会医科大学卒業
昭和 49 年（1974）1 月　国立がんセンター研究所研究員　同病院内科医師を併任
昭和 50 年（1975）4 月　同内分泌治療研究室長
（昭和 57 年 6 月　西明寺住職であった父が心筋梗塞で死去）
昭和 58 年（1983）3 月　がんセンターを退職
4 月　大正大学仏教学部 3 年に編入、7 年後に大学院博士課程満期退学
平成 2 年（1990）2 月　西明寺境内に普門院《ふもんいん》診療所（入院 19 床）建設

現在、西明寺住職、(医)普門院診療所内科医師。また介護老人保健施設看清坊、居宅支援事業所金蓮坊、通所介護事業所中善坊、グループホーム能羅坊の運営にも携わっている。

主な講演
平成 14 年（2002）11 月　バチカン　ローマ教皇庁医療司牧国際会議講演
平成 15 年（2003）6 月　益子　日本死の臨床研究会第 10 回関東支部大会 大会長
平成 15 年（2003）11 月　徳島　日本死の臨床研究会第 27 回年次大会教育講演
平成 16 年（2004）11 月　バチカン　ローマ教皇庁医療司牧国際会議講演
平成 17 年（2005）11 月　バチカン　ローマ教皇庁医療司牧国際会議講演
平成 18 年（2006）11 月　バチカン　ローマ教皇庁医療司牧国際会議講演

資格
宗教分野　真言宗豊山派教師
医療分野　医師免許
介護分野　介護支援専門員（ケアマネージャー）
科学技術　第 1 種放射線取扱主任者免状（文部科学省）

〔装 丁〕　清水　肇（プリグラフィックス）

進行がんになった医師で僧侶が語る
「がんで死ぬのは怖くない」
仏教と医療の再結合・スピリチュアルケア

2015年12月30日　初版第1刷発行
2016年 4月15日　再版第1刷発行

著　者──田中雅博
発行者──小笠原正仁
発行所──株式会社 阿吽社
〒602-0017 京都市上京区衣棚通上御霊前下ル上木ノ下町73-9
TEL 075-414-8951　FAX 075-414-8952
URL : aunsha.co.jp
E-mail : info@aunsha.co.jp

印刷・製本──モリモト印刷株式会社

ISBN978-4-907244-25-5 C0014
定価はカバーに表示してあります

福田亮成◉著

空海散華　お大師さまとともに

身の巻　手に印を結ぶ
口の巻　真言を唱える
意の巻　心に仏を想う

平安時代に日本仏教の基礎を築いた弘法大師空海。その智と信の巨人の深遠にして広大な珠玉の言葉の数々を、空海研究の権威・福田亮成が、われらの人生を菩薩として生きる指針として味わいを深めた法話集。全3巻。

四六判／各巻本体1000円＋税
ISBN 978-4-907244-16-3
ISBN 978-4-907244-17-0
ISBN 978-4-907244-18-7

大塚秀高◉著

「生《しょう》・死《じ》」の刹那《せつな》を生きる　仏教〈心理臨床〉講話

「生きる」ことに悩み迷う人へ、「心」を知り「私」を知ることで、「自利利他」の心境を得て、「死」を受け入れることの大切さを説く。カウンセラーとして〈心理臨床〉に携わる、密教僧からのメッセージ。

四六判／本体2400円＋税
ISBN 978-4-907244-22-4